rororo gesundes leben

Lektorat Katrin Helmstedt

Ilona Daiker

Shiatsu

Heilende Berührung für Körper,
Geist und Seele

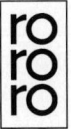

Rowohlt

Originalausgabe
Veröffentlicht im Rowohlt Taschenbuch
Verlag GmbH, Reinbek bei Hamburg, April 1998
Copyright © 1998 by Rowohlt Taschenbuch
Verlag GmbH, Reinbek bei Hamburg
Redaktion Thorsten Krause
Umschlaggestaltung Barbara Thoben
Foto Jump, Hamburg
Satz Apollo und Syntax auf
Apple Macintosh in QuarkXpress 3.32
Gesamtherstellung Clausen & Bosse, Leck
Printed in Germany
ISBN 3 499 60529 5

Inhalt

Anhang

Einleitung

Als ich vor fast zehn Jahren innerhalb einer Ausbildung in klassischer westlicher Massage mehr oder weniger zufällig zu meinem ersten Shiatsu-Wochenendworkshop kam, war mir sofort klar, daß ich mich mit dieser Heilkunst näher beschäftigen wollte. Es war so etwas wie Liebe auf den ersten Blick, die mir trotz aller Zweifel und Rückschläge, mit denen ich mich in den folgenden Jahren meiner Shiatsu-Ausbildung und -Praxis auseinanderzusetzen hatte, immer erhalten blieb. Was macht diese Faszination aus? Wie kommt es, daß Shiatsu in den letzten Jahren immer populärer geworden ist, daß immer mehr Menschen damit begonnen haben, Shiatsu zu praktizieren oder Shiatsu-Behandlungen in Anspruch zu nehmen? Sicherlich gibt es eine ganze Reihe von Gründen dafür. Ich möchte an dieser Stelle zwei wesentliche Aspekte etwas näher erläutern.

Einerseits ist da die Verwurzelung des Shiatsu in der über 2000 Jahre währenden Tradition der chinesischen Medizin. Diese Medizin ist nicht nur als Pendant zur westlichen Schulmedizin in steigendem Maße interessant, sondern sie eröffnet uns vielmehr eine ganz andere Denkweise in bezug auf Gesundheit und Krankheit. Mir persönlich half das «chinesische Denken» ganz entscheidend dabei, Zusammenhänge zwischen körperlichen und psychischen Problemen zu erkennen und sie erfahrbar zu machen. Ich bin überzeugt davon, daß die Philosophie der chinesischen Medizin bei einer notwendigen Umorientierung unseres Gesundheitssystems von großem Nutzen sein kann. Damit meine ich nicht etwa, daß die chinesische Medizin die westliche Medizin ersetzen soll. Vielmehr kann die Beschäftigung mit chinesischer Medizin unseren Horizont erweitern und uns zu einem ganzheitlich orientierten Denken führen. Das Modell der chinesischen Medizin bietet nicht nur eine äußerst plausible Grundlage für ein holistisches Verständnis von Körper, Geist und Seele. Darüber hinaus vermag es als Matrix für eine ökologisch, sozial und spirituell orientierte Medizin zu dienen, da der Mensch hier nicht als das Maß aller Dinge, sondern als Teil der Natur, der Gesellschaft und des Universums gesehen wird.

Spezifisch für das Shiatsu und ebenso wichtig wie diese philosophischen Gesichtspunkte ist aber noch ein anderer Aspekt: Shiatsu ist eine Kunst der Berührung, eine Form der Energie- und Körperarbeit. Bei einer Shiatsu-Behandlung verlassen wir die sprachliche Ebene und kommunizieren über die Berührung, den Körperkontakt. Für mich als intellektuell geprägten Menschen war und ist es immer wieder eine Herausforderung, meiner sinnlichen Wahrnehmung zu vertrauen und mich von ihr leiten zu lassen. Freilich ist da ein verläßliches Theoriegebäude, auf das man sich beziehen kann und soll. Ohne die Schulung der eigenen sinnlichen Wahrnehmung geht jedoch gar nichts. Es ist eine wertvolle und darüber hinaus sehr freudvolle Erfahrung, Zugang zu dieser oft wenig entwickelten Ebene zu finden, und dies gilt gleichermaßen für diejenigen, die Shiatsu geben, und diejenigen, die es bekommen.

Dieses Buch verschafft Ihnen einen Überblick über die verschiedene Facetten des Shiatsu. Es gliedert sich in drei Teile: Im ersten Teil des Buches werden Ihnen die Grundlagen des Shiatsu vorgestellt und seine geschichtliche Entwicklung, seine therapeutischen Möglichkeiten und Grenzen sowie seine Wurzeln in der chinesischen Medizin erläutert. Der zweite Teil des Buches ist dem professionellen Shiatsu in Abgrenzung zum Selbsthilfe-Shiatsu gewidmet. Hier erfahren Sie, wie der typische Behandlungsablauf aussieht, welche diagnostischen Verfahren zum Einsatz kommen und welches Wirkungsspektrum das Shiatsu hat. Außerdem finden Sie Tips für die

Suche nach kompetenten Shiatsu-Therapeuten und -Therapeutinnen* sowie Informationen über Behandlungsdauer, -kosten etc. Der dritte und abschließende Teil des Buches ist mit «Selbsthilfe-Shiatsu» überschrieben und vermittelt einfache Shiatsu-Techniken, die Sie zu Hause mit Ihren Partnern, Freunden oder Familienangehörigen praktizieren können, sowie eine Reihe von Dehnungsübungen.

Eines meiner wesentlichen Anliegen in diesem Buch ist es, eine deutliche Trennungslinie zwischen dem professionell ausgeübten Shiatsu und dem Selbsthilfe-Shiatsu zu ziehen, weil hier ein großes Informationsdefizit besteht und dies teilweise zu einer Unterbewertung der therapeutischen Möglichkeiten des Shiatsu führt. Mein Wunsch ist, daß immer mehr Menschen Shiatsu kennen- und schätzenlernen – sei es als Klienten bei professionellen Therapeuten oder im Rahmen der Selbsthilfe. In diesem Sinne hoffe ich, daß dieses Buch Sie dazu motiviert, sich einen geeigneten Therapeuten zu suchen und/oder selbst Shiatsu auszuüben.

Danken möchte ich Sylvia Glatzer für ihre kompetente Unterstützung bei den Fotoaufnahmen und Ariadna Gracias als Modell.

Ilona Daiker

---

* Um den Lesefluß nicht unnötig zu unterbrechen, beschränke ich mich im folgenden in der Regel auf die männliche Form. Frauen sind damit aber selbstverständlich genauso angesprochen wie Männer, zumal im Bereich des Shiatsu wesentlich mehr Frauen als Männer praktizieren und auch zur Behandlung kommen.

Die Grundlagen

Was ist Shiatsu?

Wörtlich übersetzt bedeutet der japanische Begriff «Shiatsu» soviel wie «Fingerdruck» (Shi = Finger, Atsu = Druck), und in manchen Büchern wird Shiatsu deshalb auch als japanische Form der Akupressur bezeichnet. Damit wird jedoch lediglich ein Aspekt dieser Heilkunst erfaßt – der Druck mit Hilfe der Finger, insbesondere des Daumens, auf sogenannte Energieleitbahnen, auch Meridiane genannt. Ein Shiatsu-Praktiker arbeitet jedoch auch mit seinen Handflächen, Ellenbogen, Unterarmen, Knien, bei bestimmten Varianten sogar mit seinen Füßen. Außerdem spielen Dehnungen und Gelenkrotationen, die der Stimulierung der Energie bzw. der Auflösung energetischer Blockaden dienen, eine große Rolle. Und schließlich gehören zum Shiatsu auch eine Reihe von Dehnungsübungen für die Leitbahnen, die allein oder als Partnerübungen durchgeführt werden und die Behandlung unterstützen bzw. ergänzen können.

Die «Gesellschaft für Shiatsu in Deutschland» (GSD), ein Zusammenschluß von Shiatsu-Lehrenden und -Ausübenden mit dem Ziel der Verbreitung und Anerkennung von Shiatsu als Therapiemethode in Deutschland, definiert Shiatsu folgendermaßen: «Shiatsu ist eine ganzheitliche Behandlungsmethode. Sie entstammt der traditionellen fernöstlichen Heilkunde. Nach deren Vorstellung sind Gesundheit und Krankheit Ausdruck fließender und stagnierender Energie. Mit sanftem, tiefgehendem Druck entlang der Energiebahnen – einer speziellen, dem Shiatsu eigenen Behandlungsweise – regt Shiatsu den Energiefluß an und fördert so körperlich-seelische Ausgeglichenheit. Shiatsu stärkt die Selbstheilungskräfte und unterstützt den inneren Wachstumsprozeß.»

Die Geschichte des Shiatsu

Die Grundlagen des Shiatsu sind vor allem im Erfahrungs- und Wissensschatz der klassischen chinesischen und japanischen Medizin zu finden, weshalb es in der Regel als traditionelle Heilkunst verstanden wird. Shiatsu ist traditionell in dem Sinne, daß es sich auf alte Wurzeln zurückbezieht. Es befindet sich jedoch ausgehend von dieser Tradition in stetiger Weiterentwicklung und paßt sich an kulturelle und gesellschaftliche Gegebenheiten an. In seiner jetzigen Form hat es sich in der Mitte dieses Jahrhunderts in Japan entwickelt, zu einer Zeit also, in der Japan sehr stark westlich orientiert war. Es ist deshalb nicht weiter verwunderlich, daß sich in der Shiatsu-Praxis einige moderne westliche Techniken aus der manuellen Therapie und in der Shiatsu-Theorie Bezüge zur westlichen Physiologie und Psychologie wiederfinden. Zunächst jedoch ein kurzer Rückblick auf die historische Entwicklung.

Wir kennen das alle: Wenn uns eine Stelle am Körper schmerzt, berühren, wärmen, streichen, pressen oder massieren wir sie instinktiv. Mit Sicherheit haben auch unsere Urahnen in aller Welt dies schon getan. Es gibt keine Kultur, in der nicht die Massage in der einen oder anderen Form eine Rolle spielt. Massage ist so etwas wie die Urform jeglicher «Be-handlung», und fast jeder genießt es, massiert zu werden.

Im südostasiatischen Raum, wo sich schon vor über zweitausend Jahren die Vorstellung durchsetzte, daß im menschlichen Körper eine Energie (jap. Ki, chin. Qi) zirkuliert, von deren harmonischem Fluß die Gesundheit abhängig ist, entwickelten sich vielfältige Formen der Massage und Körperarbeit, die das Ziel haben, auf diese Energie einzuwirken. Die Ursprünge des Shiatsu gehen weit zurück in die chinesische Geschichte zu den sogenannten Daoyin-Übungen. «Dao» bedeutet in diesem Zusammenhang «Leiten» oder «Führen» und verweist auf die

Möglichkeit, Energie bewußt durch den Körper zu leiten und zu führen. «Yin» heißt an dieser Stelle soviel wie «einen Bogen spannen». Damit ist gemeint, daß man die Energie (wie die Sehne eines Bogens) heranzieht und den Körper durch Dehnen und Spannen kräftigt, geschmeidig macht und lockert.

Der Begriff Daoyin diente als Oberbegriff für verschiedene Übungen zur Lebenspflege – seien sie nun spiritueller oder medizinischer Natur. Daoyin-Übungen umfaßten Massage, Akupressurtechniken sowie Bewegungs- und Atemübungen und waren nicht nur in China, sondern in ganz Südostasien verbreitet. Als frühester Beleg für die medizinische Bedeutung der Daoyin-Übungen gilt ein archäologischer Fund aus dem im Jahr 1973 ausgehobenen Mawangdui-Grab. Dort wurde u. a. ein Seidentuch aus dem 2. Jahrhundert v. u. Z. entdeckt, das 44 Frauen und Männer in verschiedenen Körperhaltungen zeigt. Diese Körperhaltungen stellen Übungen dar, die gegen verschiedene Schmerzen und Erkrankungen wirken, vor allem aber auch der Gesundheitsvorsorge dienen.

Wichtige Einflüsse auf das Daoyin übte in der ersten Hälfte des 6. Jahrhunderts der legendäre buddhistische Mönch Bodhidharma aus Indien aus, der den Chan-Buddhismus (jap. Zen) in China begründete. Er lebte in dem später durch seine Kampfkünste berühmt gewordenen Kloster Shaolin in der chinesischen Provinz Henan und zog sich für neun Jahre zum Meditieren in eine Höhle zurück. Als er wieder zurückkehrte, schrieb er zwei Bücher über Energiearbeit und entwickelte Atem- und Körperübungen, die in erster Linie die Meditation unterstützen, aber auch die körperliche Verfassung der Mönche, die sich oft gegen Überfälle zur Wehr zu setzen hatten, verbessern sollten. Ein Teil dieser Übungen ging später in das System des medizinischen Qigong ein, ein anderer bildete die Grundlage für die Schule des «harten Qigong», die Kampfkünste.

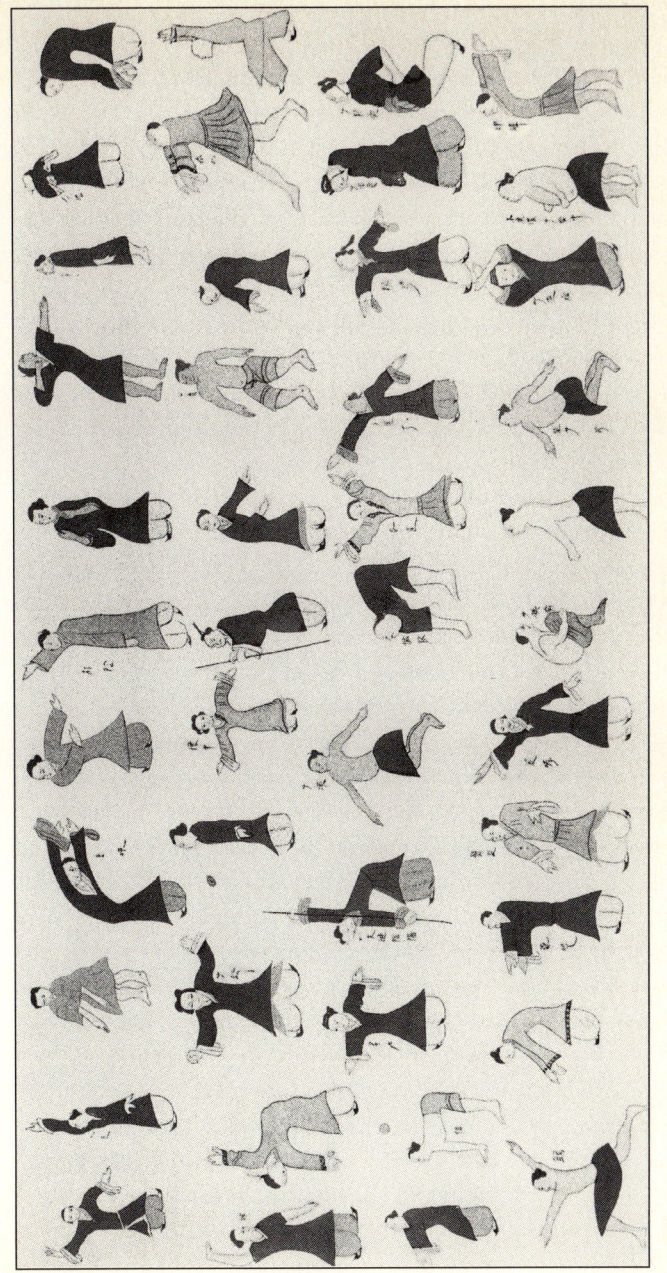

Daoyin-Übungen

Im 10. Jahrhundert gelangte die chinesische Medizin zusammen mit dem Buddhismus nach Japan, und das Daoyin (jap. Do-In) wurde zu einem integralen Bestandteil der dort traditionell praktizierten Anma-Massage, einer Behandlungsmethode, die mit Vibrations-, Druck und Massagetechniken arbeitet. Zu diesem Zeitpunkt entstand, wenn man so will, die erste Form des Shiatsu in Japan.

Über die Jahrhunderte hinweg wurde die Anma-Massage immer wieder modifiziert, genoß einmal große, später immer geringere Wertschätzung. Ihre Blütezeit erlebte sie während der Edo-Ära von der Mitte des 17. bis ins 19. Jahrhundert. Zu dieser Zeit war es für alle Ärzte, die Akupunktur praktizieren wollten, obligatorisch, zunächst Anma zu lernen, weil man davon ausging, daß sie sich auf diese Weise am besten mit der Struktur des Körpers, den Leitbahnen und Druckpunkten vertraut machen könnten. Anma war ein fester Bestandteil der klassischen japanischen Medizin (in Japan «Kampo» genannt) und wurde je nach Diagnose auch in Kombination mit Akupunktur, Moxibustion oder Kräuterheilkunde eingesetzt.

Die wachsende Körper- und Berührungsfeindlichkeit der japanischen Gesellschaft führte später dazu, daß Anma diese Bedeutung wieder verlor. Zunächst wurde sie zur reinen Muskellockerungsmethode degradiert und damit nicht mehr von Ärzten, sondern von medizinischem Hilfspersonal ausgeführt, bis sie schließlich zu Beginn des 20. Jahrhunderts ganz aus dem medizinischen Spektrum ausgegrenzt war. Unter restriktiven gesetzlichen Bestimmungen wurde sie nun offiziell nur noch als sexuell stimulierende Massage ausgeübt. Ein typisches Beispiel für die Doppelmoral einer Gesellschaft, die ihr natürliches Verhältnis zur körperlichen Berührung verloren hat.

Auch während dieser Periode gab es allerdings einige Anma-Therapeuten, die ihre Arbeit weiterhin an traditionellen Prinzipien orientierten und in diesem Sinne therapeutisch arbeiteten.

Auf der Suche nach einem Ausweg aus ihrem Dilemma gaben sie ihrer Behandlungsmethode einen neuen Namen: Shiatsu. Diese Methode wurde Mitte der fünfziger Jahre von der japanischen Regierung als ordentliche Therapiemethode anerkannt und folgendermaßen definiert:

> «Shiatsu ist eine Form der manuellen Behandlung, bei der Daumen, Finger und Handteller, jedoch keine mechanischen oder anderweitigen Instrumente benutzt werden, um Druck auf die menschliche Haut auszuüben. Ziel dieser Behandlung ist es, innere Fehlfunktionen zu korrigieren, um die Gesundheit zu fördern und zu erhalten und um bestimmte Krankheiten zu behandeln.» (Jarmey / Mojay 1993, S. 9)

Verschiedene Ausrichtungen des Shiatsu

In Japan gibt es zwei von ihren Ausgangsvoraussetzungen her zwar nicht völlig verschiedene, aber doch sehr unterschiedlich ausgerichtete Shiatsu-Stile, deren Unterschiede hier kurz skizziert werden sollen.

Namikoshi-Shiatsu

Dem Anfang dieses Jahrhunderts geborenen Tokujiro Namikoshi ist die Anerkennung des Shiatsu als ordentliche Therapiemethode hauptsächlich zu verdanken. Er gründete bereits in den zwanziger Jahren dieses Jahrhunderts in Hokkaido das erste Institut für Shiatsu-Therapie und im Jahr 1940 die «Japanische Shiatsu-Schule». Zu dieser Zeit wurde Japan von einem starken Trend zur Verwestlichung beherrscht, und Namikoshi verstand sich weniger als Hüter der Tradition denn als Mittler zwischen Ost und West. Sein Anliegen war es, Shiatsu-Techniken mit Erkenntnissen aus der westlichen Medizin zu verbinden.

Charakteristisch für das Namikoshi-Shiatsu ist die Stimulierung bestimmter Reflexpunkte, die mit dem zentralen und dem autonomen Nervensystem verbunden sind. Es orientiert sich nicht an den Leitbahnen der klassischen chinesischen Medizin, sondern vielmehr an Dermatomen (Reflexzonen und -punkten auf der Haut), wie sie in der westlichen Medizin z. B. als Head-sche Zonen bekannt sind, und an definierten Akupunktur-punkten.

Diese Form des Shiatsu ist in Japan heute dominierend. Bei uns findet sie jedoch gerade aufgrund ihrer westlichen Ausrich-tung weniger Interesse – suchen wir doch in den östlichen Me-thoden gerade eine Alternative zu unseren eigenen Therapie-formen.

Zen- oder Iokai-Shiatsu

Interessanter und anziehender für westlich geprägte Menschen – aber von geringerer Bedeutung in Japan – ist das sogenannte Zen- oder Iokai-Shiatsu, begründet von Shizuto Masunaga (1925–1981), einem ehemaligen Schüler Namikoshis. Masunaga, der promovierter Psychologe war, integrierte zwar ebenfalls Er-kenntnisse aus der westlichen Physiologie und Psychologie, stellte die Prinzipien der traditionellen fernöstlichen Lehre je-doch in den Vordergrund. Sein Shiatsu ist nicht denkbar ohne die Arbeit an den Leitbahnen, an deren energetischen Zustand man die Verfassung von Körper, Geist und Seele ablesen kann.

Der Name «Zen-Shiatsu» stammt nicht von Masunaga selbst, sondern von Wataru Ohashi, mit dem er eine Zeitlang zusam-menarbeitete und von dem gleich noch ausführlicher die Rede sein wird. Angeblich soll Masunaga diesem Begriff sogar skep-tisch gegenübergestanden haben, während der geschäftstüchti-gere Ohashi – mit Recht – glaubte, mit dem östlich-esoterisch klingenden Zusatz «Zen» mehr Menschen anzuziehen als nur mit Shiatsu. Wie dem auch sei: Es waren mit Sicherheit nicht nur Vermarktungsaspekte, die den Begriff Zen-Shiatsu entstehen ließen. Masunaga beschrieb im Vorwort zu seinem Hauptwerk

«Das große Buch der Heilung durch Shiatsu» den Zusammenhang zwischen Zen und Shiatsu folgendermaßen:

«... im Zen lassen sich Antworten nicht durch den Verstand finden. Es besteht nur die Möglichkeit, daß wir über den Weg der Meditation dahin gelangen, zu begreifen. Ebenso ist es beim Shiatsu. Es beginnt mit dem Druck der Finger, aber es ist schwer zu erklären, weshalb das Drücken bestimmter Punkte Leiden behebt. Sowohl beim Zen wie beim Shiatsu haben wir es mit etwas zu tun, das wir nicht verstandesmäßig erklären können, sondern das wir mit unserem ganzen Wesen erfahren müssen. (...) Das Grundprinzip des Shiatsu, das ich immer wieder hervorhebe, ist – genau wie bei Zen –, einen psychischen Kommunikationsstrom, ein ‹Lebensecho› mit dem Empfänger von Shiatsu zu erreichen. Manche Japaner messen diesem Aspekt keine Bedeutung zu, aber damit reduzieren sie Shiatsu zu einer eher mechanischen Technik, statt es als Heilmittel für die Lebenskräfte in unserem Körper zu nehmen» (Masunaga/Ohashi 1992, 11 f.).

Der Begriff Zen-Shiatsu verweist also auf eine dem Geist des Zen entsprechende Herangehensweise des Shiatsu-Therapeuten. Ein Zen-Shiatsu-Therapeut nimmt gegenüber dem Menschen, den er behandelt, eine im Sinne des Zen absichtslose, nicht-manipulative Haltung ein. Er ist nicht der allwissende Spezialist, der einem unwissenden Patienten gegenübersteht. Vielmehr versucht er, dem Lebensstrom des Menschen, der zur Behandlung zu ihm kommt, zuzuhören und diesen in seiner Selbstwahrnehmung zu unterstützen.

Masunaga zufolge sind Techniken oder manipulative Anwendungen zwar das unverzichtbare Handwerkszeug eines jeden Shiatsu-Therapeuten. Was jedoch eigentlich heilend wirkt, ist etwas anderes:

«Wenn wir (...) die Geheimnisse des Lebens achten und den Patienten dazu bringen, sich selbst wahrzunehmen, wird die

Krankheit verschwinden und der Patient sich bemühen, von sich aus gesund zu werden. Gehen Sie mit Ihrer Hand zu einem Punkt oder Tsubo und folgen Sie den Meridian-Linien, vielleicht spüren Sie das ‹Echo› des Lebens. Wenn es Ihnen gelingt, diese Wahrnehmung zu empfangen und zu verstehen, wird Krankes sich auflösen» (a. a. O., S. 13).

Da sich fast alle Shiatsu-Schulen im deutschsprachigen Raum – und generell im Westen – an Masunaga orientieren und ich selbst in dieser Form des Shiatsu ausgebildet worden bin, werde ich mich in diesem Buch, wenn nicht ausdrücklich anders vermerkt, ausschließlich auf das Zen-Shiatsu beziehen.

Shiatsu im Westen

Als Ende der siebziger Jahre die ersten Shiatsu-Kurse in Deutschland stattfanden, hatten nur einige wenige Insider, die sich mit fernöstlichen Therapiemethoden und Energiearbeit beschäftigten, eine Vorstellung davon, was sich hinter dem Begriff Shiatsu verbergen könnte, und es sollte noch eine ganze Weile dauern, bis Shiatsu-Ausbildungen angeboten und schließlich Berufsverbände in verschiedenen europäischen Ländern gegründet wurden. Shiatsu kam nicht direkt aus Japan nach Europa, sondern auf einem Umweg über die Vereinigten Staaten von Amerika, wo Masunaga selbst einige Jahre arbeitete und lehrte.

Wie Shiatsu nach Europa kam

In dieser ersten Phase der Verbreitung des Shiatsu in Europa, war es vor allem ein Mann, der die Popularität des Shiatsu vorantrieb: Wataru Ohashi, ein in New York lebender Japaner, der, wie bereits erwähnt, eine Zeitlang mit Masunaga zusammengearbeitet hatte. Sein 1977 erschienenes Buch «Shiatsu – die japanische Fingerdrucktherapie. Das neue Heilverfahren zur Befreiung von Streß und zur Vitalisierung der Lebenskräfte» war die erste deutschsprachige Veröffentlichung zum Shiatsu, der einige Zeit später «Das große Buch der Heilung durch Shiatsu», ein Gemeinschaftswerk von Masunaga und Ohashi, folgte.

Ohashi war es, der die ersten Shiatsu-Kurse und später auch Ausbildungen im deutschsprachigen Raum anbot. Fast die gesamte erste Generation der heutzutage im deutschsprachigen Raum lehrenden Shiatsu-Ausbilder wurde von ihm an das Shiatsu herangeführt und hat ihre erste Ausbildung bei ihm gemacht. Seit Mitte der achtziger Jahre verlor er diese herausragende Position aus verschiedenen Gründen. Die von ihm ausgebildeten Lehrer machten sich mit eigenen Schulen selbständig. Außerdem gewannen andere Schüler und Schülerinnen Masunagas, wie z. B. Pauline Sasaki (USA), Cliff Andrews (GB), Kazunori Sasaki Sensei (Frankreich) oder Tetsuro Saito (Kanada), die beim Shiatsu andere Schwerpunkte setzten, an Bedeutung für die Weiterentwicklung des Shiatsu in Europa.

Basierend auf der Arbeit von Namikoshi und Masunaga, entwickelte Ohashi im Laufe der Jahre nach und nach seinen eigenen Stil, dem er schließlich den Namen «Ohashiatsu» gab. Die Besonderheit dieser Shiatsu-Variante liegt darin, daß hier dem Shiatsu-Gebenden sehr viel größere Aufmerksamkeit geschenkt wird als dem Empfangenden. Jede Technik wird dahingehend geprüft, ob die Körperhaltung, die der Praktizierende dabei einnimmt, auch für ihn förderlich ist. Sein Wohlergehen steht im Vordergrund, wobei Ohashis These freilich die ist, daß dies auch dem Empfangenden zugute kommt.

Dieser Ansatz, mit dem Ohashi sich vom traditionellen Shiatsu abzugrenzen versucht, unterscheidet sich allerdings gar nicht grundlegend vom Zen-Shiatsu, wie es in anderen Schulen gelehrt wird. Vielmehr macht es sicherlich einen großen Teil der Faszination des Shiatsu auf viele Menschen im Westen aus, daß hier der Praktizierende eben nicht derjenige ist, der nach der Behandlung mit Rückenschmerzen zurückbleibt. Wer Erfahrungen als Masseur mit klassischer westlicher Massage gemacht hat, der weiß, wovon ich spreche. Viele westliche Masseure haben regelmäßig beruflich verursachte Beschwerden und werden selbst behandlungsbedürftig. Ein Shiatsu-Therapeut fühlt sich dagegen in der Regel entspannt und ausgeglichen, nachdem er eine Behandlung gegeben hat.

Der Shiatsu-Boom und die Gründung von Berufsverbänden

Während der achtziger Jahren kam es zu einem regelrechten Shiatsu-Boom: Es wurden mehr und mehr Shiatsu-Kurse angeboten, und es entstanden immer mehr Schulen, die Ausbildungen anboten, welche den Absolventen den Weg in eine berufliche Karriere als Shiatsu-Therapeuten eröffnen sollten. Nun gab es dafür allerdings zunächst keinerlei Richtlinien. Da «Shiatsu-Therapeut» keine geschützte Berufsbezeichnung ist, konnte jeder Ausbildungsleiter nach Lust und Laune Diplome verteilen, die keinerlei Qualitätsstandard garantierten. Das soll keineswegs heißen, daß die Ausbildungen in dieser Zeit alle schlecht waren. Auch ohne Reglementierungen gab es ambitionierte Lehrer, die fundierte Kenntnisse vermittelten. Es entstand jedoch ein zunehmend unübersichtlicher Markt, der das Shiatsu zwar einerseits immer bekannter und beliebter machte, gleichzeitig aber dazu beitrug, daß manche Interessierte den Eindruck bekamen, Shiatsu sei nicht wirklich ernst zu nehmen. Eine Therapieform, die man – scheinbar – an wenigen Wochenenden erlernen kann, gerät verständlicherweise schnell in Mißkredit.

In dieser Situation taten sich in verschiedenen europäischen Ländern engagierte Shiatsu-Lehrer und -Lehrerinnen zusammen, und Anfang der neunziger Jahre kam es zur Gründung der «Gesellschaft für Shiatsu in Deutschland» (GSD), des «Dachverbandes für Shiatsu in Österreich», der «Shiatsu-Gesellschaft Schweiz» und weiterer Gesellschaften in Großbritannien, Irland, Frankreich und Italien. Anders als bei Berufsverbänden etablierter Berufsgruppen mit einem klaren Berufsbild und fest umrissenen Rahmenbedingungen, ging es und geht es bei diesen Gesellschaften noch immer um Aufbauarbeit. Zum einen sehen sie sich als Kommunikationspool für alle Shiatsu-Interessierten und organisieren Kongresse, Fortbildungen und Regionalgruppen zu verschiedenen Themen, d. h. sie bieten einen Rahmen für fachlich-inhaltliche Auseinandersetzung mit dem Shiatsu. Als Berufsverbände sehen sie ihre Aufgabe außerdem darin, Öffentlichkeitsarbeit zu leisten, Shiatsu bekannter zu machen und dem Beruf des Shiatsu-Therapeuten zu gesellschaftlicher Anerkennung zu verhelfen. Dazu gehört, daß einerseits darüber informiert wird, was Shiatsu ist, aber natürlich auch, daß Richtlinien für eine qualifizierte Shiatsu-Ausbildung geschaffen werden. In der Zwischenzeit gibt es, an diesen Richtlinien gemessen, anerkannte und eben auch nicht anerkannte Ausbildungen, Lehrer und Therapeuten.

Der Prozeß der Erarbeitung eines Qualitätsstandards ist allerdings noch keineswegs abgeschlossen. So gibt es sicherlich aus formalen Gründen nicht anerkannte Ausbilder oder Therapeuten, die sehr gute Arbeit leisten. Außerdem klaffen die Standards zwischen den einzelnen europäischen Ländern zum Teil noch weit auseinander. Es existiert zwar ein Zusammenschluß der nationalen Gesellschaften in einer europäischen Gesellschaft, der «European Shiatsu Federation» (ESF). Die Ausbildungsrichtlinien, die in den einzelnen Ländern zur Zeit gelten, sind jedoch teilweise so unterschiedlich, daß noch einige Jahre ins Land gehen werden, bis man von einem europäischen Standard sprechen kann. Im Hinblick auf ein vereinigtes Europa mit einer gemeinsamen Gesundheitspolitik ist dies jedoch auf jeden Fall ein erstrebenswertes Ziel, an dem derzeit mit viel Engagement gearbeitet wird.

Was kann Shiatsu?

Shiatsu ist eine Form der Manualtherapie oder Körperarbeit, die über die Stimulation von Leitbahnen und Druckpunkten eine Balancierung der Lebensenergien bewirkt. Aber was kann Shiatsu denn nun konkret, mögen Sie sich fragen. Kann es Kopfschmerzen beseitigen? Tut es gut bei Schlafstörungen und Konzentrationsproblemen? Wirkt es bei Rückenschmerzen oder Verdauungsbeschwerden? – Nun, es kann sein, daß es das tut, und ich werde Ihnen im zweiten Teil dieses Buch, in dem es um professionelles Shiatsu geht, auch eine Reihe von westlichen Indikationen angeben, die erfahrungsgemäß gut auf Shiatsu ansprechen (siehe S. 95 f.).

In diesem Kapitel möchte ich jedoch die Herangehens- und Wirkungsweise des Shiatsu auf einer grundsätzlicheren Ebene beleuchten, und zwar sowohl aus östlicher als auch aus westlicher Perspektive. Dabei ist zunächst wichtig, welche Vorstellungen die traditionellen fernöstlichen Heilkünste mit den Begriffen Gesundheit und Krankheit verbinden und in welcher Weise sie sich von unserem westlichen Denken unterscheiden.

Danach werde ich fernöstliche Gedankenwelt für eine Weile verlassen, um mich mit etwas zu beschäftigen, das in Büchern über Shiatsu meist vernachlässigt oder nur mit einem lapidaren Satz abgetan wird: Shiatsu ist eine Kunst der Berührung, und es ist nicht damit getan, seine Wirkungen mit der Theorie der chinesischen Medizin zu erklären. Aus diesem Grunde möchte ich mich hier auch der Kraft der Berührung widmen, die meines Erachtens einen wesentlichen Teil der Wirkung des Shiatsu ausmacht. Untersuchungen zu westlichen Formen der Körperarbeit haben in den letzten Jahren viel zur Beachtung dieses Phänomens beigetragen.

Was Shiatsu kann, hängt schließlich aber auch stark davon ab,

Die Grundlagen

was der- bzw. diejenige, die es ausübt, kann. Abschließend wird es in diesem Kapitel deshalb darum gehen, zwischen einer professionellen Shiatsu-Behandlung und einem Selbsthilfe-Shiatsu zu unterscheiden.

Gesundheit und Krankheit

Was ist Gesundheit, was Krankheit? Wodurch wird man krank, was vermag Krankheit zu verhindern, was heilt? Die westliche und die östliche Tradition haben recht unterschiedliche Antworten auf diese Fragen. In der westlichen Tradition gilt die Aufmerksamkeit der medizinischen Forschung sehr viel mehr den Krankheiten als der Gesundheit. Wir sind es gewohnt, von Krankheiten wie von lebendigen Wesen zu sprechen: Die Grippe, die Tuberkulose, der Herpes Zoster, die Gastritis usw. sind für uns so existent wie Bäume oder Blumen. Sie werden isoliert vom betroffenen Individuum betrachtet, und die Medizin ist darum bemüht, sie im Hinblick auf ihre Ursachen, ihren Verlauf und ihre Symptomatik möglichst genau zu definieren. Zwar wird das Allgemeinbefinden eines Patienten bei der Verordnung bestimmter Medikamente oder vor einem chirurgischen Eingriff ebenfalls in Augenschein genommen, jedoch – falls es die vorgesehene Therapie problematisch erscheinen läßt – eher als Störfaktor interpretiert. Im Vordergrund steht immer die Krankheit, und wenn irgend möglich, wird diese nach allgemeinen Regeln behandelt, die nichts mit der erkrankten Person zu tun haben.

Freilich gibt es im Westen auch Ansätze wie z. B. die Homöopathie oder die Psychosomatik, welche sich gegen die isolierte Bekämpfung von Krankheitssymptomen wenden und die Auffassung vertreten, daß es keine Krankheiten, sondern nur kranke Menschen gibt. Die westliche Schulmedizin, die unser Gesundheitssystem dominiert, hat sich jedoch ganz der Bekämpfung von Krankheiten verschrieben – was sie ja in vielen Fällen, insbesondere bei infektiösen Erkrankungen und bei Beschwerden, die eines chirurgischen Eingriffes bedürfen, auch mit großem Erfolg tut. Auf der Strecke bleiben dabei jedoch die Gesundheitsvorsorge sowie vielfach auch die Behandlung chronischer, funktioneller und psychosomatischer Beschwerden, die eine ganzheitliche Betrachtungsweise erfordern.

Ganz anders ist die Herangehensweise der traditionellen fernöstlichen Medizin: Sie beschäftigt sich grundsätzlich sehr viel mehr mit Gesundheit und deren Unterstützung als mit Krankheit. Gesundheit ist hier nicht nur die Abwesenheit einer feststellbaren Krankheit. Gesundheit bezeichnet vielmehr eine körperliche, geistige und seelische Verfassung, in der die Lebensenergie eines Menschen ohne Blockierungen ausgeglichen fließt, weil er sich im Einklang mit der Natur befindet.

Die fernöstlichen Heilkünste kurieren keine Krankheiten im Sinne der schulmedizinisch definierten Krankheitsbilder. Sie kennen weder Bakterien noch Viren, Pilze oder andere Krankheitserreger, deren Feststellung der westlichen Medizin zur Diagnose dient und sie z. B. zu der Aussage führt, daß zwei Menschen, die denselben Erreger aufweisen, unter derselben Krankheit leiden. Und auch die in der westlichen Medizin bis in kleinste Details festgelegte Anatomie ist ihnen fremd. Ihr Interesse gilt vielmehr der energetischen Verfassung eines Individuums und dem Zusammenspiel der Organe bzw. Funktionskreise, wobei man sich letztere als Regelkreise vorstellen muß, die sowohl körperliche als auch geistige und emotionale Aspekte umfassen.

Die energetische Verfassung eines Menschen läßt sich sowohl im gesunden als auch im kranken Zustand feststellen, wobei es genaugenommen weder einen absolut gesunden noch einen absolut kranken Zustand gibt. Gesundheit und Krankheit bilden vielmehr Pole innerhalb eines Kontinuums. Die jewcilige Verfassung eines Menschen pendelt, solange er lebt, mehr oder weniger dynamisch zwischen diesen Polen. Dieser Ansatz macht es möglich, einen Menschen auch dann zu diagnostizieren, wenn er im schulmedizinischen Sinne (noch) nicht krank ist, und eine energetische Disharmonie zu behandeln, bevor sie sich in Krankheitssymptomen manifestiert.

Ist es zur Manifestation eines Symptoms gekommen, dann geht es darum, genau herauszufinden, welche Disharmonie ihm zugrunde liegt. Ein Symptom wie Kopfschmerzen oder Verstopfung kann nämlich durch ganz verschiedene Disharmoniemuster verursacht werden, und es ist deshalb grundsätzlich nicht möglich, nur aufgrund eines Symptoms ein Behandlungskonzept zu entwerfen oder eine Prognose zu stellen. Wer versucht, fernöstliche Medizin an westlichen Indikationen zu orientieren, wie dies leider insbesondere bei der Akupunktur des öfteren geschieht, der verfehlt die eigentliche Stärke des energetischen Modells, selbst wenn ihm ab und zu ein «Zufallstreffer» gelingen mag.

Bei uns erlangt ein Arzt Prestige und Ruhm, wenn er möglichst spektakuläre Heilerfolge, insbesondere Operationen, vorzuweisen hat. Im alten China dagegen, so sagt zumindest die Legende, wurde ein Arzt nicht dafür bezahlt, daß er die Krankheiten seiner Patienten heilte, sondern dafür, daß diese dank seiner vorbeugenden Behandlungen und Ratschläge in bezug auf Ernährung und Lebensführung gar nicht erst krank wurden. Dieses Prinzip gilt zwar heute nicht mehr, nach wie vor wird jedoch sowohl in China als auch in Japan der Gesundheitsvorsorge sehr viel mehr Aufmerksamkeit geschenkt als bei uns. Viele Menschen praktizieren gesundheitsfördernde Übungen wie Taijiquan, Qigong oder Do-In und reagieren auf Anzeichen von Krankheit mit traditionellen Hausmitteln. Außerdem sucht man traditionelle Ärzte nicht nur dann auf, wenn man krank ist, sondern läßt seinen Gesundheitszustand regelmäßig überprüfen und sich gegebenenfalls auch behandeln. Das Verantwortungsbewußtsein des einzelnen gegenüber seiner Gesundheit ist sehr viel selbstverständlicher.

Bei bester Gesundheit möglichst alt und weise zu werden, das war ein wichtiger Aspekt der Lebensphilosophie sowohl der Daoisten als auch der Konfuzianer im alten China. Insbesondere die Daoisten entwickelten auf ihrer Suche nach dem Elixier des Lebens vielfältige Praktiken, Übungen und Kräuterrezepturen, die der Erlangung und Erhaltung der Gesundheit dienten. Aber auch für die Konfuzianer gehörte ein verantwortungsbewußter Umgang mit der eigenen Gesundheit zu den Pflichten und Tugenden eines ehrbaren Menschen. Dabei wurde Gesundheit keineswegs nur mit persönlichem Wohlergehen assoziiert. Der Mensch wurde als Mikrokosmos innerhalb des Makrokosmos gedacht und seine Gesundheit entsprechend in Abhängigkeit von diesem verstanden. In diesem Weltbild steht der Mensch der Erde nicht als Bezwinger gegenüber, sondern er ist Teil von ihr. Seine Aufgabe ist es, die Gesetze der Natur zu erkennen und sich ihnen anzupassen, im Einklang mit ihnen zu leben. In diesem Sinne haben sich die traditionellen fernöstlichen Heilkundigen nicht nur als Behandler, sondern immer auch als Lehrer verstanden. Ihre Rolle bestand bzw. besteht darin, die Menschen dabei zu unterstützen, diese Gesetze zu erkennen und herauszufinden, welches die ihnen gemäße Art des Lebens ist. Dabei geht es sowohl um allgemeine wie um individuelle Gesichtspunkte.

Ich habe bereits darauf hingewiesen, daß jedem Symptom verschiedene Disharmoniemuster zugrunde liegen können und entsprechend ganz unterschiedliche Therapieansätze angezeigt sind. Aber auch in bezug auf die Lebensführung oder die Ernährung sind die Ratschläge stets auf die individuelle Konstitution und Situation eines bestimmten Menschen ausgelegt. Was für den einen zuviel Schlaf, zuviel Arbeit, zuviel körperliche Betätigung ist, kann für den anderen zu wenig sein. Die Nahrungsmittel, die für den einen bekömmlich sind, können bei einem anderen zu Beschwerden führen. Dies herauszufinden, ist die gemeinsame Aufgabe von Arzt und Patient, denn der Arzt ist neben seinen vielfältigen diagnostischen Möglichkeiten darauf angewiesen, daß der Patient ihm die richtigen Informationen gibt. Das aber kann dieser nur, wenn er eine differenzierte Wahrnehmung seiner Situation entwickelt.

Diese Wahrnehmung für das eigene Befinden, für Blockaden im Körper, für Zusammenhänge zwischen verschiedenen Faktoren, muß bei den meisten Menschen erst geschult werden, und gerade hierbei kann Shiatsu wertvolle Dienste leisten. Einerseits geschieht dies, wie auch in anderen fernöstlichen Therapieverfahren dadurch, daß der Therapeut seinem Klienten mitteilt, was ihm bei der Diagnose aufgefallen ist, und Therapeut und Klient im Gespräch gemeinsam herausarbeiten, welche Lebensgewohnheiten der Klient verändern sollte, was ihm hilft und was ihm schadet. Im nächsten Kapitel wird davon noch ausführlicher die Rede sein. Andererseits erschließen sich dem Klienten durch die Behandlung selbst, über die Berührung, Zusammenhänge auf einer ganz unmittelbaren, körperlichen Ebene.

Die Kraft der Berührung

Die meisten Menschen sind sich nicht bewußt darüber, welche große Bedeutung Berührung für unser Leben hat. Zwar kann man Kinder und Tiere beruhigen und ihren Schmerz lindern, indem man sie streichelt, aber Erwachsene trauen der Berührung nicht mehr viel zu, betrachten sie als etwas besonders Intimes und unterstellen einem körperlichen Kontakt gleich die Nähe zur Sexualität.

Diese Geringschätzung bzw. Diskreditierung ist allen Formen der Manualtherapie oder Körperarbeit* in der Geschichte der

---

* Es gibt ein gewisses terminologisches Problem bei der Benennung solcher Therapieverfahren wie Shiatsu. Der Begriff «Massage» ist unzureichend und

Medizin fast aller Kulturen dieser Welt mehr oder weniger stark widerfahren. Sowohl im Fernen Osten als auch im Westen wurden Therapieformen, bei denen ein Behandler nichts anderes zum Einsatz bringt als nur seine Hände, in zunehmendem Maße abgewertet. Eine Akupunkturnadel, eine Spritze oder ein Medikament sind scheinbar respekteinflößender und werden ernster genommen. Welcher westliche Arzt gibt sich heutzutage noch damit ab, manuelle Therapieformen zu erlernen? Aber auch in China steht der Masseur am unteren Ende der medizinischen Hierarchie, während der Pharmakologe an der Spitze thront.

Nun möchte ich freilich nicht behaupten, dies sei allein eine Folge der Körperfeindlichkeit der meisten sogenannten Hochkulturen. Das Mißtrauen gegenüber einer Therapieform, die für den Behandelten angenehm ist, ihm womöglich körperlichen Genuß bereitet, das Bedürfnis der Ärzte nach gebührender Distanz und nach zeitsparenden Methoden sowie die Vergötterung von Apparaten, von Technik und Fortschritt spielen sicherlich eine nicht zu unterschätzende Rolle bei dieser Entwicklung. Es ist freilich auch richtig, daß Körperarbeit bei ernsthaften organi-

---

täuschend, weil er entweder mit der bei uns in den Massagepraxen ausgeübten schwedischen Massage assoziiert wird, die sowohl mit völlig anderen Techniken arbeitet als auch keine ganzheitliche Ausrichtung hat, oder dann im Falle einer «Ganzkörpermassage» sehr schnell in die Nähe des Erotischen rückt. «Manualtherapie» oder «manuelle Therapieformen» sind zwar im Grunde passende Begriffe, sie entstammen jedoch einer ebenfalls nicht ganzheitlich orientierten Physiotherapie und haben einen sehr medizinischen Beiklang. Der Begriff «Körpertherapie» wird in der Regel auf körperorientierte Formen der Psychotherapie angewandt. Bleibt der aus dem Amerikanischen kommende Begriff «Körperarbeit» (Bodywork), der sich in der Zwischenzeit auch bei uns als Sammelbegriff für ganzheitlich orientierte Formen der manuellen Therapie etabliert hat. Er klingt zwar ein bißchen sehr nach Arbeit und hat einen eher mechanischen Beigeschmack, weit entfernt von der Kunst der Berührung, ist jedoch meines Erachtens der derzeit brauchbarste Begriff, weswegen ich mich dafür entschieden habe, ihn zu benutzen, wann immer ich allgemein über Berührungskünste spreche.

schen Erkrankungen, Knochenbrüchen oder Infektionskrankheiten in der Regel wenig auszurichten vermag. Genauso richtig ist es aber, daß viele Menschen mit Störungen funktioneller und psychosomatischer Art in Praxen und Kliniken kommen, denen mit der Kraft der Berührung sehr viel mehr geholfen wäre als mit einem Medikament.

Ohne ausreichende Berührung stirbt der menschliche Organismus. Berührung ist für die Entwicklung eines Menschen nicht weniger wichtig als Nahrung und Sauerstoff. Noch Anfang dieses Jahrhunderts war die Säuglingssterblichkeit in Waisenhäusern und Kinderheimen extrem hoch, und man konnte sich lange Zeit nicht erklären, woran das lag. Trotz ausreichender körperlicher Versorgung und guter hygienischer Verhältnisse starben sehr viele Kinder innerhalb des ersten Lebensjahres an einer Krankheit, die man Marasmus nannte, was soviel wie «Schwund, Auszehrung» bedeutet. Auch diejenigen, die überlebten, waren in ihrer körperlichen und geistigen Entwicklung durchweg stark zurückgeblieben. Diese Kinder starben bzw. krankten, wie man schließlich herausfand, an sensorischer Unterernährung, an einem Mangel an Berührung. Aufgrund des Personalmangels wurden die Kinder meist nur zum Füttern und Wickeln herausgenommen, lagen aber sonst alleine, ohne Körperkontakt, ohne taktile Reize, in ihren Betten. Als man mehr Personal einstellte, sich häufiger mit den Babys beschäftigte, sie herumtrug und streichelte, sank die Sterblichkeitsrate sofort rapide ab. Das Rätsel des Säuglingsmarasmus war gelöst.

Was aber ist es, das die Berührung so lebensnotwendig macht? Es geht nicht allein, wie man vielleicht im ersten Moment denken möchte, um emotionale Zuwendung. Berührung gehört vielmehr zu den wichtigsten Elementen der erfolgreichen Entwicklung und funktionalen Organisation des Zentralnervensystems. Sie wirkt sich auf das Wachstum und die körperlich-geistige Entwicklung aus und hat eine erkennbar positive Wirkung auf die Leistungsfähigkeit des Stoffwechsels. Wenn dieser nicht gut funktioniert, kann die aufgenommene Nahrung nicht verwertet werden, egal, wie wertvoll sie an sich sein mag.

Aber Berührung ist keineswegs nur für Kleinkinder von Bedeutung. Ein Erwachsener stirbt freilich nicht mehr an einem Mangel an Berührung, es kranken jedoch nicht wenige Menschen daran, ohne es wissen. Auch bei einem Erwachsenen kann Berührung oftmals mehr helfen als ein Medikament, weil sie ihn mit seinem Körper in Kontakt zu bringen vermag.

Bei einem Säugling existiert noch keine Trennung zwischen Körper und Ich, da sich ein Ichbewußtsein erst langsam im Laufe der ersten Lebensjahre ausbildet. Ein kleines Kind ist noch eins mit seinem Körper. Für einen Erwachsenen jedoch ist sein Körper einerseits Objekt – er *hat* einen Körper, von dem sein Ich getrennt zu sein scheint –, und er bleibt doch gleichzeitig untrennbar mit ihm verbunden – er *ist* sein Körper, sein Denken und sein Fühlen sind an diesen gekoppelt, ob er sich dessen bewußt ist oder nicht. Berührung kann helfen, diese Verbundenheit deutlicher zu spüren.

Es gibt keine Empfindung, kein Gefühl, das nicht eine muskuläre Reaktion irgendwelcher Art bewirkt. Gefühlszustände bilden die zentralen Fundamente unserer eingefleischten Körperhaltungen und individuellen Verhaltensmuster. Andererseits stecken wiederum solche Muster und Gewohnheiten den Rahmen für unsere Gefühlswelt ab. Ein Mensch mit eingefallenem Brustkorb und reduzierter Atmung kann einfach nur sehr begrenzt Lebensfreude und Kraft empfinden – ein Teufelskreis, aus dem auszubrechen meist nicht gelingt, wenn man therapeutisch nur ganz auf der körperlichen oder ganz auf der mentalen Ebene bleibt.

Was diesen Teufelskreis sprengen kann, ist Berührung, und zwar insbesondere gezielte Berührung, wie verschiedene Formen der Körperarbeit, auch Shiatsu, sie einsetzen. Solche Therapieformen können die Wahrnehmungsfähigkeit der Behandelten in einer Weise steigern, die dem Organismus zu verbesserter Koordination, Flexibilität und zu angemessener Reaktion, ja zu einer höheren «Intelligenz» verhilft. Sie können ihren Organismus in gewisser Hinsicht umerziehen, indem sie ihm neue Erfahrungen ermöglichen.

Fast jeder Mensch hat einige Körperbereiche, die ihm vertrauter sind, und andere, die ihm weniger vertraut sind. Manchmal gibt es auch Bereiche, die sozusagen ganz unverbunden mit dem restlichen Körper existieren, ohne in der Selbstwahrnehmung überhaupt aufzutauchen. Viele Verspannungen oder Schonhaltungen werden gar nicht mehr als solche registriert, weil man sich schon so sehr an sie gewöhnt hat, daß sie einfach zu einem selbst dazuzugehören scheinen. Man weiß nicht mehr – oder hat es noch nie gewußt –, daß es die Möglichkeit gibt, die Schultern sinken zu lassen, anstatt sie permanent hochzuziehen, daß weit größere Spielräume für die Beweglichkeit des Beckens existieren als die genutzten oder daß die Atembewegung nicht im oberen Brustkorb aufhören muß – um nur ein paar Beispiele zu nennen. Der Körper verfügt nicht mehr über dieses Wissen. Statt dessen sind Muster erlernt und konditioniert worden, die zwar als Schutzmechanismen zum Zeitpunkt ihrer Entstehung sinnvoll gewesen sein mögen, es jedoch längst nicht mehr sind. Körperarbeit kann ganz entscheidend dabei helfen, sich aus solchen Verhaltensgewohnheiten, die das Allgemeinbefinden oft empfindlich tangieren oder auch ganz konkrete Beschwerden und Krankheiten verursachen, zu befreien:

«Gelingt es mir, mich unbeeinflußt von meinen eigenen Antrieben und Reaktionen den Bewegungen zu überlassen, die ein anderer Mensch meinem Körper zeigt, dann kann ich meinen Körper mit einer Flut von elementar neuartigen Empfindungen beschenken – Empfindungen, die mir durchaus deutlich vor Augen führen können, in welcher Weise mein

Verhalten zum Auslöser von Beschwerden und Schmerzen geworden ist und gleichzeitig das Gefühl für mein Alltagsselbst festigte. (...) Ich kann erkennen, daß eine Gewohnheit eine Gewohnheit ist, daß ich mich von ihr distanzieren kann und daß mir zumindest für den Augenblick die Entscheidung freisteht, sie zu wiederholen oder auch nicht» (Juhan 1992, S. 47).

Der Therapeut ist bei diesem Prozeß nicht derjenige, der etwas in Ordnung bringt, etwas repariert oder heilt. Er unterstützt den Klienten vielmehr darin, in Kontakt mit seiner gegenwärtigen Situation zu kommen und ein Gefühl für mögliche Alternativen zu entwickeln, indem er ihm positive Körperempfindungen ermöglicht. Erst wenn wir etwas Vollständigeres, Harmonischeres gefühlt haben, können wir auch vollständiger und harmonischer werden. Wir brauchen konkrete Empfindungen, körperliche Erfahrungen, um neue Muster zu organisieren.

Viele Menschen kommen zum Shiatsu oder zu anderen Formen der Körperarbeit mit Schmerzen oder Beschwerden verschiedenster Art. Ihr Körper ist für sie zu einer Quelle des Unbehagens geworden, sie fühlen sich nicht mehr wohl in ihrer Haut. Das positive Körpergefühl, das ihnen Shiatsu bei der Behandlung vermittelt, läßt den Körper zu einer Quelle von Genuß und Trost und umfassender Entspannung werden. Das Entscheidende dabei ist aber nicht der bloße Genuß! Es geht nicht einfach darum, daß es unmittelbar gut tut, berührt zu werden. Vielmehr bietet eine geschulte Selbstwahrnehmung die Basis für ein höheres Maß an Selbstbeherrschung, an Einflußnahme auf das eigene Befinden. Dies stärkt den Willen, bei der eigenen Entwicklung eine aktive Rolle zu spielen und Verantwortung für sich selbst zu übernehmen. Veränderung kann dadurch geschehen, daß wir unser Körperbild erkennen und korrigieren und daß wir neben Schwachheit und Schmerz auch unsere Stärke und Freude entdecken.

In gewisser Hinsicht hat Körperarbeit dasselbe Ziel wie Meditation, nämlich Entspannung, Wachheit und Selbstbeherrschung. Bei der Meditation versucht man sich diesem Ziel zu nähern, indem man beim Geist ansetzt und innerliche Gelassenheit entwickelt, mit der Konsequenz, daß sich dies auf den Körper, die Muskulatur auswirkt. Bei der Körperarbeit beginnt man sozusagen am anderen Ende der Brücke zwischen Körper und Geist. Man gibt dem Körper Signale, die den Tonus der Muskulatur ausgleichen, und erreicht auf diese Weise auch einen gelasseneren inneren Zustand.

Berührende Hände, so schreibt Deane Juhan, sind «wie Taschenlampen in einem abgedunkelten Raum. Die Medizin, die sie verabreichen, ist Wahrnehmungsfähigkeit» (a. a. O., S. 53). Insofern ist Körperarbeit so etwas wie eine Entdeckungsreise. Ähnlich wie bei einer Reise in ferne Länder, sind mindestens zwei Faktoren entscheidend dafür, wieviel Sie dabei entdecken: zum einen Ihre Bereitschaft, Neues zu sehen, Ihre Neugier und Ihr Mut, sich auf Unbekanntes einzulassen; zum anderen die Kompetenz Ihres Reiseführers oder -begleiters, dessen Fähigkeit, Landkarten zu lesen, aufmerksam und flexibel auf Unvorhergesehenes zu reagieren und in Kommunikation zu treten mit den Einwohnern.

Es geht also um Ihren eigenen Einsatz, aber auch ganz wesentlich um Absicht, Ausbildung und Erfahrung des Praktikers, zu dem Sie sich begeben. Wie man lange vergessene Körperregionen der sinnlichen Erfahrung zugänglich macht, wie man in die Tiefe geht, wie man Druck ausübt, ohne Abwehr zu provozieren, wie man Schonhaltungen auflöst, ohne die ursprüngliche Verletzung zu vergrößern, wie man ein Körperteil so bewegt, so dehnt, daß ein Gefühl optimaler Beweglichkeit entsteht, das die zufällige oder eingeschränkte Bewegung ablösen kann, das sind spezifische Qualitäten einer kompetent ausgeübten Körperarbeit, die über den momentanen Genuß hinaus eine körperlich-geistige Umorganisation einleiten kann. Hier verläuft in der Regel die Grenze zwischen einer professionell ausgeübten Behandlung und einer Selbsthilfebehandlung.

Professionelles Shiatsu und Selbsthilfe-Shiatsu

Wie die meisten traditionellen Heilkünste läßt sich Shiatsu sowohl professionell als auch im Rahmen der Selbsthilfe praktizieren. Das hat damit zu tun, daß die traditionellen Heilverfahren in der Regel aus der Volksmedizin heraus entstanden sind und nicht, wie die modernen schulmedizinischen Verfahren, in wissenschaftlichen Laboren. Es wäre allerdings ein grober Fehler, traditionelle Heilkünste mit Volksmedizin gleichzusetzen. Nur weil es möglich ist, sich z. B. in einem gewissen Rahmen selbst mit Moxa* zu behandeln, bestimmte Kräuterkraftsuppen zu kochen oder Akupressurpunkte zu drücken, ist das Wirkungsspektrum der Moxibustion, der Kräuterheilkunde oder der Akupressur noch lange nicht auf den Bereich der Selbsthilfe beschränkt. Was ein geschulter und erfahrener Therapeut der chinesischen Medizin damit bewirken kann, geht weit über die Selbsthilfemöglichkeiten hinaus.

Dasselbe gilt für Shiatsu, das sich in einer rudimentären Form an ein paar Wochenenden oder aus einem Buch wie dem vorliegenden erlernen läßt. Dieses Selbsthilfe-Shiatsu ist eine wunderbare Möglichkeit, sich selbst und seinen Freunden und Freundinnen, Bekannten und Familienmitgliedern etwas Gutes zu tun,

---

* Der Begriff Moxa stammt aus dem Japanischen und bedeutet wörtlich übersetzt «brennendes Heilkraut». In der professionellen Therapie wird die sogenannte Moxibustion meist in Zusammenhang mit Akupunktur durchgeführt. Dabei wird durch Verbrennen der getrockneten Blätter des Beifußkrautes (Artemisia vulgaris) dem Körper auf direkte oder indirekte Weise Wärme zugeführt, insbesondere, um Kälte und Feuchtigkeit zu vertreiben und eine solcherart bedingte Ki-Stagnation zu beheben.

bei Alltagsbeschwerden zu helfen und auf einer anderen Ebene miteinander in Kontakt zu kommen. Ohashi beschrieb zum letzteren Aspekt eine kleine Geschichte, die ich gerne weitergeben möchte, weil sie eine Ebene der Kraft der Berührung sehr schön illustriert:

Eine Frau hatte fürchterlichen Ärger mit ihrer bösartigen Schwiegermutter und sann nach Möglichkeiten, sie loszuwerden. So begab sie sich schließlich zu einem Heilkundigen, um sich von diesem ein giftiges Kraut geben zu lassen, das die Schwiegermutter töten sollte. Der Heilkundige überreichte ihr eine Teemischung und wies sie an, ihrer Schwiegermutter täglich eine Tasse davon zuzubereiten, ihr aber außerdem täglich Shiatsu zu geben, weil dies die Wirkung verstärke. Wenn die alte Frau dann in ein paar Monaten sterben würde, sehe es aus, als ob sie eines natürlichen Todes gestorben sei. Die junge Frau tat, wie ihr geheißen, obwohl es ihr zunächst gar nicht so leichtfiel, ihrer ungeliebten Schwiegermutter so nah zu kommen, wie Shiatsu es erforderte. Nach einiger Zeit jedoch veränderte sich ihr Verhältnis zu der älteren Frau, sie entdeckte während der Behandlungen Seiten an ihr, die sie nie vermutet hatte, und gewann sie nach und nach immer lieber. Außerdem wurde auch die Schwiegermutter im Laufe der Zeit immer freundlicher und liebevoller zu ihrer Schwiegertochter. Voller Schrecken suchte diese schließlich den Heilkundigen auf mit der Bitte, ihr ein Gegenmittel gegen das Gift zu geben, das sie ihrer Schwiegermutter verabreicht zu haben glaubte. Der jedoch lächelte und erklärte ihr, der Tee enthalte nur ganz harmlose Kräuter und könne der Schwiegermutter nicht geschadet haben (vgl. Ohashi 1977, S. 9).

Damit soll nicht gesagt sein, daß Shiatsu alle Konflikte lösen kann. Die Geschichte schildert jedoch ein Phänomen, das jeder, der sich mit welcher Form der Körperarbeit auch immer beschäftigt, kennenlernt: In dem Moment, in dem wir die sprachliche Ebene der Kommunikation, auf der wir sehr schnell bestimmte

Urteile über einen Menschen fällen, ihn für intelligent oder dumm, für interessant oder uninteressant, für sympathisch oder unsympathisch halten, verlassen und uns auf die Ebene der Berührung begeben, eröffnet sich ein neuer Raum der Begegnung, der oftmals ganz andere Gefühle hervorruft, als man sich das vorher hätte vorstellen können. Eine Berührungskommunikation bringt Ebenen in uns zum Schwingen, die leider meistens brachliegen. Shiatsu innerhalb des Freundeskreises oder der Familie zu praktizieren, ist in diesem Sinne eine Chance, sich auf eine andere Weise kennenzulernen und etwas gegen das Berührungsdefizit zu tun, unter dem viele Menschen leiden.

Selbsthilfe-Shiatsu kann freilich auch bei kleineren Beschwerden helfen, seien es nun der verspannte Rücken oder Nacken, Menstruations- oder Verdauungsbeschwerden. In der Regel ist es dabei weniger eine gezielte Manipulation – die man dem Profi überlassen sollte –, sondern vielmehr die allgemeine Entspannung und energetische Harmonisierung, die lindernd oder gar heilend wirkt. Im dritten Teil dieses Buches wird Ihnen das Handwerkszeug für eine solche Selbsthilfebehandlung vermittelt. Sehr empfehlenswert, auch in Ergänzung zu einer professionellen Behandlung, sind darüber hinaus eine Reihe von sogenannten Leitbahn-Dehnungsübungen, die ebenfalls dort vorgestellt werden.

Wo verläuft nun die Grenze zwischen dem Selbsthilfe-Shiatsu und einer professionellen Behandlung? Gibt es nicht auch begnadete Laien, die äußerst wirksames Shiatsu geben können, und sind diese dann nicht genauso professionell wie andere, die lange Ausbildungen hinter sich haben? Man darf sich bei der Beantwortung dieser Fragen nicht vordergründig an der Wirkung einer Behandlung orientieren. Natürlich wünscht ein Mensch, der sich zu einer Behandlung begibt, Linderung oder Heilung, und für ihn ist das erste Kriterium ohne Zweifel, ob sie ihm hilft oder nicht. Eine professionelle Behandlung zeichnet sich jedoch nicht nur dadurch aus, daß der Praktiker «ein geschicktes Händchen» hat und intuitiv das tut, was dem Klienten gerade guttut.

Auch ein professioneller Praktiker braucht Intuition, keine Frage. Gerade bei der Körperarbeit, aber letztlich auch in vielen, durch und durch wissenschaftlich und rational anmutenden Bereichen sind Intuition und Erfahrung nicht zu unterschätzende Qualitäten. Der große und entscheidende Unterschied zwischen einem Profi und einem Laien ist jedoch der, daß die Intuition des ersteren einfließt in systematisches Wissen und er dadurch die Kontrolle darüber behält, was er tut, auch wenn er sich immer wieder aufs neue in unbekanntes Terrain begibt.

Konkret bedeutet das für Shiatsu, daß ein professioneller Praktiker immer von einer Diagnose ausgeht, die er während der Behandlung fortwährend überprüfen kann. Für diese Diagnose stehen ihm verschiedene Methoden zur Verfügung, die im zweiten Teil dieses Buches näher beschrieben werden. Ebenso verfügt er über ein Repertoire an Techniken, das er gezielt einsetzen kann. Seine Kenntnisse der grundlegenden Theorien der chinesischen Medizin, insbesondere der genauen Lokalisation der Leitbahnen und deren Funktionen, machen es ihm möglich, die energetische Verfassung seines Klienten einzuschätzen, ihn angemessen zu behandeln und ihm spezifische Hinweise in bezug auf seine Lebensweise, Ernährung, Bewegung etc. zu geben.

Es ist keine Geringschätzung der Selbsthilfemöglichkeiten durch Shiatsu, wenn ich hier so vehement auf eine Unterscheidung zwischen Selbsthilfe-Shiatsu und professionellem Shiatsu poche. Im Gegenteil scheint es mir so, daß, wer beiden Aspekten des Shiatsu gerecht werden möchte, ebendiese Grenze ziehen muß, um einerseits Enttäuschungen bei jenen zu vermeiden, die sich vom Selbsthilfe-Shiatsu zuviel erhoffen, und andererseits dem Berufsbild eines professionellen Shiatsu-Therapeuten die ihm angemessene Geltung zu verschaffen.

Shiatsu im Kontext der chinesischen Medizin

Dieses Kapitel ist den Wurzeln des Shiatsu in der chinesischen Medizintradition sowie einigen Besonderheiten und Weiterentwicklungen des Shiatsu gewidmet. Mein Anliegen ist es, Ihnen einen Einblick in die wichtigsten Grundkonzepte der chinesischen Medizin bzw. des Shiatsu zu geben, der es Ihnen ermöglicht, die Wirkungen des Shiatsu besser zu verstehen. Bedenken Sie bitte, daß die chinesische Medizin ein großes, komplexes System darstellt, das in einem solchen Rahmen freilich nur vereinfachend und unvollständig vermittelt werden kann. Wer sich näher mit chinesischer Medizin beschäftigen möchte, findet im Anhang umfangreiche Literaturhinweise zu diesem Thema.

Yin und Yang

Die Yin/Yang-Lehre, das wohl bekannteste und unverwechselbarste Konzept der chinesischen Philosophie, besagt, daß alles Leben aufgrund der Wechselbeziehungen dieser beiden polaren Kräfte zustande kommt. Yin und Yang repräsentieren einander ergänzende und sich gegenseitig bedingende Gegensätze. Ursprünglich bezeichnete Yin die im Schatten liegende Seite eines Berges und Yang die von der Sonne beschienene. Später jedoch wurde das Begriffspaar nur noch im übertragenen Sinne und zur Beschreibung verschiedenster Polaritäten benutzt.

Beispiele für Yin/Yang-Zuordnungen	
Yin	**Yang**
Erde	Himmel
Mond	Sonne
Nacht	Tag
Winter	Sommer
Tal	Berg
Ruhe	Bewegung
passiv	aktiv
weiblich	männlich
kalt	heiß

Entscheidend für die Yin/Yang-Lehre ist, daß Yin und Yang zwar Gegensätze bilden, diese Gegensätzlichkeit aber relativer Natur ist. Es gibt also keine Sache oder keine Eigenschaft, die an sich Yin oder Yang ist, sondern sie ist es immer nur in Beziehung zu einer anderen. Ein lauwarmes Getränk ist Yang im Verhältnis zu einem eisgekühlten, aber Yin in Relation zu einem heißen Getränk. Ein Platz unter einem luftigen Baum, der noch etwas Sonne hindurchscheinen läßt, ist verglichen mit einem Platz an der prallen Sonne natürlich Yin, im Verhältnis zu einem reinen Schattenplatz jedoch Yang usw.

Alle Phänomene weisen sowohl einen Yin- wie einen Yang-Aspekt auf. So hat etwa der Winter als die Jahreszeit, die am stärksten vom Yin bestimmt ist, auch Yang-Aspekte, denn im Winter gibt es Licht und ein gewisses Quantum an Wärme. Umgekehrt gilt für den Sommer, daß es auch in dieser Yang-dominierten Zeit abends dunkel und kühler wird, also auch Yin-Aspekte zur Geltung kommen.

Yin und Yang sind voneinander abhängig und schaffen sich gegenseitig: ohne Dunkelheit keine Helligkeit, ohne Licht kein Schatten. Und schließlich verwandeln sich Yin und Yang ineinander. Der Tag geht in die Nacht über und umgekehrt.

Das Verhältnis von Yin und Yang und der Wandel, in dem es sich ständig befindet, ist in dem bekannten Symbol des Yin/Yang- oder Taiji-Zeichens perfekt ausgedrückt. Dieses Zeichen besteht aus einem Kreis – dem Symbol für das Ganze –, der durch eine geschwungene Linie in eine schwarze und eine weiße Hälfte unterteilt ist. Die schwarze Hälfte steht für das Yin, die weiße Hälfte für das Yang. Der kleine weiße Kreis im Yin und der kleine schwarze Kreis im Yang zeigen, daß innerhalb des Yin auch Yang- bzw. innerhalb des Yang auch Yin-Aspekte enthalten sind. Das dynamische Zusammenspiel der beiden Pole wird durch die geschwungene Teilungslinie symbolisiert.

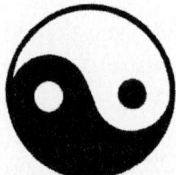

Yin/Yang-Zeichen

Yin und Yang in der Medizin

Die gesamte chinesische Physiologie, Pathologie und Behandlungslehre lassen sich auf das Konzept von Yin und Yang zurückführen. Gesundheit wird als Harmonie von Yin und Yang verstanden. Umgekehrt läßt sich jede Erkrankung als eine Disharmonie dieser beiden Kräfte beschreiben, und zwar nicht als eine kurzfristige, wie sie ganz normal ist für den Prozeß des Lebens, sondern als eine mittel- bzw. langfristige. Egal, ob man mit Kräutern, mit Akupunkturnadeln, mit Ernährung oder mit manuellen Techniken wie Shiatsu behandelt: Es geht immer um die Erhaltung oder Wiederherstellung des dynamischen Gleichgewichts zwischen Yin und Yang.

Physiologisch gesehen entspricht Yin dem struktiven, materiellen Anteil und Yang dem funktionellen, dynamischen Potential. D. h., die Knochen, die Muskeln, das Fleisch und die Organe als materielle Strukturen, aber auch das Blut und die Körpersäfte gehören zum Yin, die Funktionen der Organe und die Stoffwechselvorgänge hingegen zum Yang. Magenprobleme, die auf einer Deformation oder Schädigung des Organs Magen beruhen, betreffen das Yin, solche, die etwa mit einer Überproduktion des Magens an Säure zu tun haben, betreffen das Yang. Ein fülliger Mensch mit reduziertem Stoffwechsel und einem ruhigen Temperament, der eher friert, sich langsam bewegt und gerne viel und lange schläft, hat ein Übermaß an Yin im Verhältnis zum Yang. Bei einem Menschen hingegen, dem nichts schnell genug geht, der trotz großen Appetits nicht zunimmt, dem oft heiß wird und der abends nicht einschlafen kann, ist das Yang im Verhältnis zum Yin zu stark angewachsen.

Wichtige Zuordnungen von Yin und Yang für die Medizin	
Yin	**Yang**
Struktur	Funktion
das Körperinnere	das Körperäußere
Körpervorderseite	Körperrückseite
unten	oben
Speicherorgane	Hohlorgane
Blut, Körpersäfte	Ki, Geist
Nährenergie	Abwehrenergie
Leere	Fülle
Kälte	Hitze
absteigend	aufsteigend
zusammenziehend	sich ausbreitend
verlangsamend	beschleunigend
weich	hart
trübe	klar

Ki – das Konzept der Lebensenergie

Der unablässige Wandel von Yin und Yang ist nicht denkbar ohne die Kraft des Ki (jap.) oder Qi (chin.). Ki kann wohl zu Recht als der fundamentale Begriff der gesamten fernöstlichen Philosophie und Medizin bezeichnet werden. Über seine Übersetzung haben Generationen von Sinologen diskutiert – mit dem Ergebnis, daß es einfach keine Entsprechung in der deutschen oder in einer anderen westlichen Sprache für ihn gibt.

Versuche, Ki mit «Lebensenergie», «Lebenskraft», «Atem» oder «Bewegung» zu übersetzen, sind unzulänglich, weil sie die Philosophie, die hinter diesem Konzept steht, nicht erfassen können. Im Gegensatz zum westlichen Denken unterscheidet das östliche nämlich nicht grundsätzlich zwischen Materie und Energie. Ki ist weder nur Energie, noch nur Materie, sondern vielmehr die Basis aller Erscheinungen.

Ki ist die Bewegung aller Dinge und – mehr noch – das Potential jeder Aktivität. In den Klassikern der chinesischen Medizin heißt es, die Quelle von Yin und Yang sei das Dao. Im Dao, diesem unaussprechlichen Urzustand des Lebens, meist mit «Weg», aber auch mit «Gott», «Vernunft», «Wort» oder «Sinn» übersetzt, sind Yin und Yang noch eins, sozusagen ungeschieden in einem ursprünglichen, formlosen Chaos. Die Kraft, die aus dem Chaos heraus und in die Welt der geformten Erscheinungen hineinführt, ist das Ki. Erst das Ki nämlich bewirkt die Manifestation und den fortwährenden Wandel der beiden Polaritäten Yin und Yang.

So entstanden also nach der Vorstellung der alten Chinesen Himmel und Erde, Raum und Zeit und die 10 000 Dinge – wobei die Zahl 10 000 hier nicht wörtlich zu nehmen ist, sondern die unendliche Vielfalt der Erscheinungsformen symbolisiert. Das Ki des Menschen ist das Resultat des Zusammenwirkens von Himmel und Erde, zwischen denen er steht, und in ihm manifestieren sich deshalb sowohl die Kraft des Himmels (Yang) als auch die Kraft der Erde (Yin).

Ki ist also der Motor eines fortwährenden zyklischen Wandels alles sichtbar und unsichtbar Existierenden. Es ist keineswegs eine spezifisch menschliche Qualität, sondern vielmehr gerade das, was den Menschen mit der Natur, mit seiner Umwelt und mit dem gesamten Kosmos verbindet. Was Ki hat, lebt; was kein Ki hat, ist tot. Leben entsteht durch Ki. Alle Erscheinungsformen, seien es nun Pflanzen, Tiere, Flüsse, Steine, Sonne oder Mond, sind von Ki durchdrungen und stehen darüber in Verbindung miteinander. Aber auch unsere Emotionen und unser Geist sind Manifestationen des Ki.

Die Bedeutung des Ki in der Medizin

Das Konzept des Ki führt konsequenterweise zu einer ganzheitlichen Betrachtungsweise menschlicher Gesundheit, denn wenn Körper, Geist und Seele gleichermaßen von Ki durchströmt werden, macht es wenig Sinn, sie als getrennte Einheiten zu betrachten und zu behandeln. Dieses Strömen des Ki ist uns meist nicht bewußt. Wer jedoch Shiatsu, Qigong oder Taijiquan praktiziert, bekommt im Laufe der Zeit ein Gefühl für den Ki-Fluß und lernt sogar, auf ihn einzuwirken. Die meisten Menschen spüren erst, wenn das Ki nicht mehr gut fließt, dann nämlich, wenn sie Schmerzen haben, sich schlapp oder gar krank fühlen.

Alle Beschwerden und Erkrankung, gleich welcher Art, sind das Resultat einer Störung des Ki-Flusses innerhalb des Körpers, und es gilt entsprechend herauszufinden, aus welchen Gründen und wo das Ki blockiert ist, wo es an Ki fehlt, wo es im Übermaß vorhanden ist und sich staut.

Das Ki manifestiert sich auf verschiedenen Ebenen. Es erfüllt eine ganze Reihe von Aufgaben im Körper und wird je nach Funktion, Qualität und Wirkungsort unterschiedlich benannt. So unterscheidet man z. B. das Abwehr-Ki, das den Körper wärmt und vor dem Eindringen von äußeren, krankmachenden Faktoren schützt, das Nahrungs-Ki, das durch die transformative Arbeit des Funktionskreises Milz entsteht, das Wahre Ki, das in den Leitbahnen fließt, und das Ki der einzelnen Funktionskreise. Fünf allgemeine Funktionen werden dem Ki zugeschrieben:

• Ki wärmt den Körper.
• Ki ist die initiierende Kraft für jede körperliche oder geistige Bewegung und begleitet sie.
• Ki verhindert ein Eindringen äußerer krankmachender Faktoren in den Körper.
• Ki hält die Organe und Körperflüssigkeiten an ihrem Platz.
• Ki ist die Quelle harmonischer Umwandlung im Körper, d. h., es ist verantwortlich für die Verdauung und für die Transformation der eingenommenen Nahrung in andere Substanzen wie Blut und Körpersäfte.

Ein allgemeiner Ki-Mangel äußert sich als Abwehrschwäche, als Tendenz zum Frieren und insbesondere in kalten Händen und Füßen, als Appetitlosigkeit und Müdigkeit sowie in einer leisen, kraftlosen Stimme.

Fünf Wandlungsphasen und zwölf Funktionskreise

Die Lehre von den Fünf Wandlungsphasen und das Konzept der zwölf Funktionskreise entstammen verschiedenen Zeiten und Kontexten. Während erstere sich, wie das Yin/Yang-Konzept, in die Frühphase der chinesischen Philosophie zurückdatieren läßt, entstand letzteres erst in den fünfziger Jahren dieses Jahrhunderts im Rahmen der Systematisierung der heute in China praktizierten Traditionellen Chinesischen Medizin (TCM). Während ersteres ein philosophisches Gedankengebäude ist, das auch medizinische Aspekte umfaßt, bezieht sich letzteres ausschließlich auf die Medizin.

Beide Konzepte gehen von einer ganzheitlichen Perspektive aus und betonen das Zusammenwirken verschiedener Ebenen, die das westlich-analytische Denken trennt und einzeln betrachtet. Ganzheitlichkeit bedeutet hier nicht nur, daß Körper, Geist und Seele als untrennbare Einheit betrachtet werden. Es heißt darüber hinaus, daß der Mensch als Teil der Natur an deren Rhythmen teilhat – auch, wenn er sich durch technische Entwicklungen scheinbar immer unabhängiger von der natürlichen Umwelt macht.

Die Fünf Wandlungsphasen

Der chinesische Begriff für die Lehre von den Fünf Wandlungsphasen (oft auch als «Fünf Elemente» übersetzt) lautet «Wu Xing». «Wu» bedeutet «fünf», und «Xing» meint «Bewegung», «Prozeß», «Verhalten» oder «Durchgang». Diese Lehre stellt einen Versuch dar, alle Phänomene des Lebens fünf grundlegenden energetischen Prozessen, symbolisiert durch die «Elemente» Holz, Feuer, Erde, Metall und Wasser zuzuordnen. Jede Wandlungsphase steht für ein bestimmtes energetisches Verhalten und verbindet darüber verschiedene Aspekte des Lebens (siehe Tabelle, S. 52 ff.).

Nehmen wir als Beispiele die Wandlungsphasen Holz und Wasser: Zur Wandlungsphase Holz gehören u. a. der Frühling, der Osten, der Wind, die Kindheit und der Funktionskreis Leber. All diese Zuordnungen sind durch eine aufsteigende, wachsende Energie gekennzeichnet – die Phase des jungen Yang, die das Holz ausmacht: Im Frühling erwacht die Natur aus ihrem Winterschlaf, im Osten geht die Sonne auf, die Kindheit ist die Zeit des schnellen Wachstums, der Funktionskreis Leber hat die Aufgabe, für einen freien Fluß des Ki zu sorgen und ihm ist u. a. die Kreativität zugeordnet.

Der Wandlungsphase Wasser werden u. a. der Winter, der Norden, die Kälte, das Alter und der Funktionskreis Niere zugeordnet, die gekennzeichnet sind von der Energie des großen Yin. Hier minimieren sich Bewegung und Wärme. Statt Aktivität sind Ruhe und Speicherung an der Tagesordnung. Im Winter erstarrt die Natur in Schnee und Eis, die Nordseite eines Hauses bekommt niemals Sonne, die Kälte verlangsamt alle Bewegungen, im Alter zieht sich ein Mensch von der regen Betriebsamkeit des Alltags zurück, und der Niere kommt die wichtige Aufgabe der Speicherung der Essenz zu.

Zyklische Beziehungen zwischen den einzelnen Wandlungsphasen

Das Wesentliche der Lehre von den Fünf Wandlungsphasen besteht aber nicht etwa darin, daß sich jedes Phänomen in ein Kästchen packen läßt. Interessant sind vielmehr die vielfältigen Beziehungen, die zwischen den einzelnen Wandlungsphasen bestehen. Die Gesundheit eines Menschen hängt im Sinne dieser Lehre davon ab, inwieweit es ihm gelingt, all die verschiedenen Energiequalitäten in ausgewogener Weise zu leben. Zwar mag in einer bestimmten Lebenssituation die Energie der einen oder anderen Wandlungsphase durchaus im Vordergrund stehen. Wenn sie dies jedoch auf Kosten anderer und im Widerspruch zu den äußeren Bedingungen zu lange tut, entsteht dadurch eine energetische Disharmonie.

In Kursen zu den Fünf Wandlungsphasen sind bei den Teilnehmern meistens Holz und Feuer, die beiden Yang-geprägten Wandlungsphasen, am beliebtesten, mit der Erde können sich auch einige anfreunden, aber Metall und Wasser, die Yin-geprägten Wandlungsphasen, verbunden mit scheinbar so unattraktiven Qualitäten wie Rückzug, Abschied, Traurigkeit und Angst, liegen den meisten fern. In unserer Yang-betonten Welt, in der Jugend, Aktivität und Gut-drauf-Sein so viel zählen, wird oft vergessen, daß diese Yang-Kraft längerfristig vom Yin abhängt und daß, wer sich nicht Zeiten des Rückzuges, der Passivität und Meditation gönnt, über kurz oder lang ausgepowert ist.

Trotz aller Bemühungen um Ausgewogenheit wird es immer so sein, daß es für jeden Menschen eine oder auch zwei Wandlungsphasen gibt, die seinen Typus besonders prägen, und das ist auch völlig in Ordnung. Wie langweilig wäre unsere Welt ohne verschiedene Temperamente! Spätestens in dem Moment allerdings, in dem wir uns unwohl fühlen, Beschwerden bekommen oder gar schon krank werden, sollten wir uns fragen, ob wir bestimmte Aspekte des Lebens nicht vielleicht doch zu stark ausklammern und andere zu stark betonen.

Die zwölf Funktionskreise

Ein Funktionskreis umfaßt körperliche, geistige und emotionale Aspekte. Er wird nach dem mit ihm verbundenen Organ benannt, was oftmals Verwirrung stiftet. Auch wenn es einzelne Übereinstimmungen gibt, dürfen die Funktionskreise nämlich keineswegs mit den Organen, wie sie die westliche Medizin kennt, verwechselt werden. So besteht zwar eine Aufgabe des Funktionskreises Leber, ähnlich wie beim Organ Leber in der westlichen Medizin, darin, Blut zu speichern. Zum Funktionskreis Leber gehören jedoch z. B. auch die Regulation des Ki-Flusses durch den gesamten Körper, die Versorgung der Sehnen und Bänder sowie die Fähigkeit, Pläne zu schmieden und Entscheidungen zu treffen.

Jeder Wandlungsphase werden jeweils ein Yin- und ein Yang-Funktionskreis zugeordnet, also etwa der Wandlungsphase Holz die Funktionskreise Leber (Yin) und Gallenblase (Yang) oder der Wandlungsphase Wasser die Funktionskreise Niere (Yin) und Blase (Yang). Diese beiden Funktionskreise haben eine besonders enge Verbindung zueinander, und die zu ihnen gehörigen Leitbahnen weisen oftmals eine ähnliche Energiequalität auf.

Die wichtigsten Zuordnungen der Fünf Wandlungsphasen und die zentralen Aufgaben der Funktionskreise

Wandlungsphasen	Holz	Feuer
Jahreszeit	Frühling	Sommer
Tageszeit	Morgen	Mittag
Himmelsrichtung	Osten	Süden
Klimatischer Faktor	Wind	Hitze
Farbe	grün	rot
Gesichtsfarbe bei Disharmonie	hellgrün, olive	rote u. weiße Partien im Gesicht
Geruch bei Disharmonie	ranzig	verbrannt
Geschmack	sauer	bitter
Funktionskreise (Yin/Yang)	Leber/Gallenblase	Herz/Dünndarm Perikard/ Dreifacher Erwärmer
manifestiert sich in	Nägel	Gesicht/Teint
öffnet sich in	Augen	Zunge
Körperflüssigkeit	Tränen	Schweiß
Gewebe	Sehnen	Blutgefäße
Emotionen	Wut, Ärger	Freude, Begierde
Stimmhafter Ausdruck	Schreien	Lachen
Geistiger Aspekt	Inspiration, Vision, Seele	Bewußtsein, Liebe
Funktionen des geistigen Aspektes	Pläne und Entscheidungen, Organisation	Integration, Führung, geistige Klarheit

Erde	Metall	Wasser
Spätsommer / Übergangszeiten	Herbst	Winter
früher Nachmittag	später Nachmittag	Abend / Nacht
Mitte	Westen	Norden
Feuchtigkeit	Trockenheit	Kälte
gelb / gelbbraun	weiß	schwarz / dunkelblau
gelblich	blaß, bleich	schmutziggrau, dunkelbraun
süßlich	verrottend	faulig
süß	scharf	salzig
Milz / Magen	Lunge / Dickdarm	Niere / Blase
Lippen	Körperhaar	Kopfhaar
Mund	Nase	Ohren
Speichel / Lymphe	Schleim	Urin
Muskulatur	Haut	Knochen, Mark, Gehirn
Nachdenken, Grübeln, Sorge, Mitgefühl	Traurigkeit	Angst
Singen	Weinen	Stöhnen
Intellekt, praktische Intelligenz	Instinkt, Körperseele	Lebenswille, Libido
Nachdenken, konstruktives Denken	Systematik, Konzentration	Energiepotential, Meditation

Wandlungsphasen	Holz	Feuer
zusätzliche wichtige Aufgaben der Funktionskreise:	**Leber (Yin):** • speichert das Blut • läßt das Ki geschmeidig fließen	**Herz (Yin):** • regiert das Blut • kontrolliert das Schwitzen
	Gallenblase (Yang): • speichert die Galle und scheidet sie aus	**Dünndarm (Yang):** • trennt das Reine vom Unreinen
		Perikard (Yin): • schützt das Herz vor äußeren pathogenen Faktoren
		Dreifacher Erwärmer (Yang): • kontrolliert die Zusammenarbeit der anderen Funktionskreise bei Umwandlung und Transport der Körperflüssigkeiten • ist beteiligt an der Regulation der Körpertemperatur

Hier noch einige wichtige Hinweise zum Umgang mit den in den Tabellen verzeichneten Zuordnungen am Beispiel der Wandlungsphase Erde:

Wenn es z.B. heißt, die Farbe der Wandlungsphase Erde sei Gelb, so beinhaltet dies mehrere Aspekte:

• Viele Dinge, z. B. Nahrungsmittel, die der Erde zugeordnet sind, sind gelb.

Erde	Metall	Wasser
Milz (Yin): • herrscht über Umwandlung und Transport • kontrolliert das Aufsteigen des Ki • hält das Blut in den Gefäßen und die Organe an ihrem Platz **Magen (Yang):** • fermentiert die Nahrung • kontrolliert das Absteigen des Ki • ist der Ursprung der Körperflüssigkeiten	**Lunge (Yin):** • herrscht über das Ki und die Atmung • kontrolliert das Verteilen und Absteigen • reguliert die Wasserwege **Dickdarm (Yang):** • resorbiert Flüssigkeiten aus dem Nahrungsbrei, den er vom Dünndarm bekommt • scheidet Kot aus	**Niere (Yin):** • speichert die Essenz und regiert Geburt, Wachstum, Fortpflanzung und Entwicklung regiert das Wasser • kontrolliert das Empfangen des Ki • kontrolliert die beiden unteren Körperöffnungen **Blase (Yang):** • speichert Harn und scheidet ihn aus • nimmt teil an der Umwandlung der Flüssigkeiten für die Harnproduktion

• Die Farbe Gelb kann unterstützend eingesetzt werden bei einer Schwächung der Wandlungsphase Erde, etwa indem man vermehrt gelbe Kleidung trägt, gelbe Bettwäsche benutzt o. ä.

• Gelb kann auch ein Hinweis auf eine Disharmonie in dieser Wandlungsphase sein, sei es, daß eine Person einen gelblichen Teint aufweist, sei es, daß sie die Farbe Gelb entweder übermäßig liebt und nur gelbe Kleidung trägt oder umgekehrt eine starke Aversion gegen sie hat.

Dies gilt in ähnlicher Weise für die Zuordnung von Geschmacksrichtungen:

- Süßlich schmeckende Nahrungsmittel können – in der richtigen Menge und nicht als Zucker, sondern als Gemüse, Getreide oder Obst zu sich genommen – stärkend auf die Wandlungsphase Erde, welcher der süße Geschmack zugeordnet ist, einwirken.

- Ein übermäßiges Bedürfnis nach Süßem oder ein Widerwille gegen den süßen Geschmack sind jedoch Indizien für eine Disharmonie der Wandlungsphase Erde.

Die Feuchtigkeit gilt als klimatischer Faktor für die Wandlungsphase Erde. Daraus lassen sich folgende Schlüsse ziehen:

- Alle auffälligen Vorlieben für oder Abneigungen gegen einen klimatischen Faktor geben Aufschluß über die energetische Disposition eines Menschen. Fühlt sich jemand also bei feuchtem Wetter besonders gut oder besonders schlecht bzw. verändern sich bestimmte Beschwerden unter dem Einfluß von Feuchtigkeit, läßt dies wiederum auf eine Disharmonie der Wandlungsphase Erde schließen.

- Beschwerden, die auf einer Schwäche der Erde beruhen, haben oftmals etwas mit der Akkumulation von Feuchtigkeit im Körper zu tun, seien es z. B. schwere, geschwollene Beine oder ein aufgedunsener Bauch.

Zuordnungen wie Lippen, Mund, Muskulatur besagen, daß der Zustand dieser Körperteile oder Regionen Aufschluß über die Verfassung der Wandlungsphase bzw. der Funktionskreise geben kann.

- Trockene Lippen, Herpes labialis, Entzündungen im Mundraum können z. B. ein Hinweis auf eine Disharmonie von Milz und Magen sein.

- Muskulatur und Bindegewebe sollten einen guten Tonus

haben. Schwächen des Bindegewebes, seien es Zellulitis oder Krampfadern, deuten auf Mängel insbesondere der Milz-Funktionen hin.

Für die Emotionen und die den Wandlungsphasen zugeordneten stimmhaften Ausdrucksformen gilt folgendes:

- Jede Emotion hat ihre Berechtigung, keine ist gut oder schlecht. Entscheidend für unsere emotionale Gesundheit ist es, das ganze Spektrum der Emotionen in einer angemessenen Weise leben zu können. Neigt aber jemand dazu, sich ständig Sorgen zu machen und zu grübeln (Erde), wird aber nie wütend (Holz), obwohl er Grund dazu hätte, scheinen die Wandlungsphasen Erde und Holz im Ungleichgewicht zu sein.

- Der stimmhafte Ausdruck bezieht sich vor allem auf den Klang der Stimme, die Art des Sprechens. Hier zeigt sich oftmals, welche Wandlungsphase bei einem Menschen im Vordergrund steht. Einen Erdetyp kann man an seinem Singsang erkennen, der Holztyp spricht immer etwas zu laut und abgehackt, der Feuertyp hat auch in Situationen, in denen es nichts zu lachen gibt, ein Lachen in seiner Stimme, der Metalltyp erzählt auch Lustiges in weinerlichem Ton, und den Wassertyp hört man oft stöhnen.

Alle Entsprechungen können wichtige diagnostische Hinweise liefern, die es zu sammeln gilt, um ein Gesamtbild der energetischen Disposition eines Menschen zu bekommen. Dabei dürfen allerdings einzelne Aspekte nicht überbewertet werden. Nur weil jemand eine ausgeprägte Vorliebe für die Farbe Rot hat, muß er keine Disharmonie der Wandlungsphase Feuer oder gar des Funktionskreises Herz aufweisen. Die Kunst der Diagnose besteht vielmehr darin, Wichtiges von Unwichtigem zu unterscheiden, Signifikantes zu erkennen und aus vielen Einzelhinweisen ein aussagekräftiges Bild zu kreieren. Dies bedarf allerdings sowohl einer fundierten Ausbildung als auch vieler Erfahrung.

Hüten Sie sich also davor, sich selbst oder Ihre Freunde und Bekannten aufgrund der Tabelle zu diagnostizieren – insbesondere dann, wenn etwa eine ernsthafte Erkrankung vorliegt. Beobachten Sie lediglich, schulen Sie Ihre Aufmerksamkeit für Zusammenhänge und sammeln Sie Erfahrungen. Manche Zuordnungen mögen unmittelbar erhellend für Sie sein, andere sagen Ihnen vielleicht gar nichts. Trainieren Sie Ihre Wahrnehmungsfähigkeit.

Das System der Leitbahnen

Wir kommen jetzt zu einem für das Shiatsu sehr wichtigen Konzept, nämlich zu den Leitbahnen, auch Meridiane genannt. Diese Leitbahnen bilden sozusagen die Verkehrswege des Ki durch den Körper. Das Ki zirkuliert also keineswegs auf chaotische Weise irgendwie durch den Menschen hindurch, sondern es wird auf bestimmten Wegen geleitet. In der chinesischen Medizin heißt das Leitbahnsystem «Jing Luo», wobei «Jing» «hindurchleiten» oder «steuern» bedeutet und «Luo» «Netz» oder «etwas, das verbindet oder anknüpft».

Etliche westliche Wissenschaftler haben in den vergangenen Jahren versucht, die Existenz der Leitbahnen mit wissenschaftlichen Methoden nachzuweisen – mit eher geringem Erfolg. Da die Leitbahnen ebenso immateriell sind wie das Ki, das in ihnen fließt, sind sie nicht an feste Strukturen gebunden, also nicht vergleichbar mit Blutbahnen. Auch die Idee einiger westlicher Mediziner, es gebe eine Verbindung zwischen den Fasern des vegetativen Nervensystems und dem Leitbahnsystem, hat sich als nicht haltbar erwiesen, und weder durch Röntgenstrahlen noch durch eine Computertomographie oder ein Ultraschallgerät läßt es sich abbilden.

Es bleibt also derzeit nichts anderes übrig, als sich auf eine jahrtausendealte Erfahrung zu verlassen, die nur subjektiv nachvollziehbar ist. Die mittlerweile auch in vielen klinischen Studien nachgewiesenen Erfolge der chinesischen Medizin sollten das allerdings nicht allzu schwer machen. Wenn Sie selbst Shiatsu bekommen oder geben, werden Sie innerhalb kurzer Zeit keine Zweifel mehr an der Existenz der Leitbahnen haben, ob sie nun wissenschaftlich nachweisbar sind oder nicht.

Das klassische Leitbahnsystem

Die chinesische Medizin geht von insgesamt 71 Leitbahnen aus, die sich in Hauptleitbahnen, Muskelleitbahnen, außerordentliche Gefäße und eine Reihe anderer kleinerer Leitbahnen unterteilen lassen. Diese Leitbahnen haben innere, d. h. in der Tiefe des Körpers gelegene, und äußere, d. h. an der Körperoberfläche erreichbare Verläufe, und verbinden auf diese Weise das Innere des Körpers mit dem Äußeren. Aus diesem Grund ist es möglich, Störungen im Inneren des Körpers über Punkte an dessen Oberfläche zu behandeln. Die Leitbahnen bilden eine Art Verkehrsnetz für das Ki, das sich von großen, an der Oberfläche gelegenen Straßen zu kleineren, tiefer gelegenen bewegt, zwischendurch aber immer wieder an die Oberfläche tritt. Auf diese Weise verbindet das Netz der Leitbahnen alle Bereiche des Körpers und sorgt dafür, daß Haut, Muskeln, Bindegewebe, Organe und Körpersäfte mit Ki versorgt werden.

Dreh- und Angelpunkt für die Shiatsu-Behandlung sind die 12 Hauptleitbahnen bzw. deren äußere Verläufe, auf denen die Akupunkturpunkte liegen und über die wir das Ki von außen beeinflussen können. Diese zwölf Leitbahnen lassen sich – entsprechend den sechs Yin- und sechs Yang-Funktionskreisen – in sechs Yin- und sechs Yang-Leitbahnen unterteilen, die in derselben Weise zu Paaren zusammengefaßt werden wie die Funktionskreise, also nach ihrer Zuordnung zu den Wandlungsphasen.

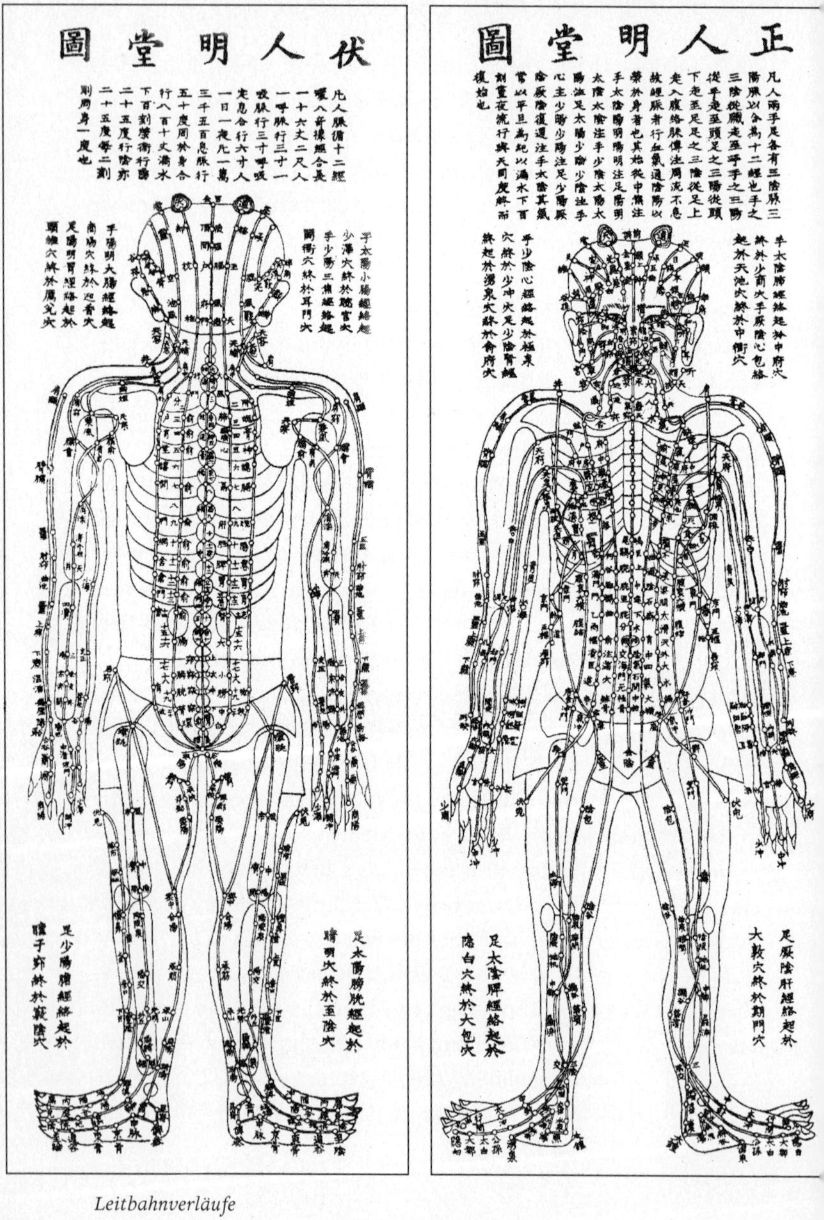

Leitbahnverläufe

Aufbau des Leitbahnsystems

Das System der Hauptleitbahnen ist nach den Kriterien von Yin und Yang aufgebaut: Die Yang-Leitbahnen verlaufen auf der Körperrückseite, dem seitlichen Brustkorb, den Arm- und Bein-außenseiten sowie am Kopf (Yang = hinten, außen, oben). Die Yin-Leitbahnen verteilen sich auf der Vorderseite des Rumpfes sowie an den Innenseiten der Arme und Beine (Yin = vorne, innen). Das Ki der Yang-Leitbahnen fließt von oben (Yang = Himmel/oben) nach unten, das der Yin-Leitbahnen von unten (Yin = Erde/unten) nach oben, wobei man sich für diese Betrachtungsweise einen Menschen mit nach oben gestreckten Armen vorstellen muß.

Die Verteilung der Leitbahnen auf Arme und Beine weist außerdem eine gewisse Symmetrie auf: Jeweils drei Yin-Leitbahnen verlaufen auf den Innenseiten der Beine und Arme und jeweils drei Yang-Leitbahnen auf den Außenseiten der Beine und Arme. Jede Yin- und jede Yang-Leitbahn an den Beinen hat eine besondere Verbindung zu einer anatomisch ähnlich liegenden Yin- bzw. Yang-Leitbahn an den Armen und bildet gemeinsam mit dieser eine der sechs Energieschichten (drei Yin- und drei Yang-Schichten). Die Bezeichnungen der Leitbahnen im Chinesischen beinhalten deshalb immer den Namen dieser Energieschicht und den Zusatz «Leitbahn der Hand» oder «Leitbahn des Fußes».

Im Westen hat es sich jedoch eingebürgert, die Leitbahnen einfach nach den zugehörigen Funktionskreisen zu benennen, d. h., man spricht z. B. von einer Magen-, Dickdarm- oder Leber-Leitbahn, was oft genug Anlaß zu dem Irrtum gibt, man behandle quasi einen Ausläufer dieser Organe. Auch die Leitbahnen beziehen sich jedoch auf die Funktionskreise, und das heißt, man erreicht über sie vielfältige sowohl körperliche als auch geistige und seelische Aspekte.

Akupunkturpunkte oder Tsubos

Auf den 12 Hauptleitbahnen befinden sich die meisten Akupunkturpunkte, im Japanischen «Tsubo» genannt. Außer diesen existieren noch die Punkte zweier außergewöhnlicher Gefäße sowie zahlreiche Extrapunkte, die nicht auf Leitbahnen
liegen, aber aufgrund ihrer empirisch belegten Wirkung mit
einbezogen werden.

Was zeichnet einen solchen Punkt aus? Das chinesische
Schriftzeichen für Akupunkturpunkt vermittelt die Idee einer
Höhle, einer Öffnung oder eines Loches. Akupunkturpunkte
sind also Öffnungen, über die man einen besonders guten und
gezielten Zugang zum Ki bekommen kann.

Es gibt 365 klassische Tsubos mit genauer Lokalisation und
Wirkungsbeschreibung. Neben diesen definierten Punkten
spricht man außerdem von sogenannten «Ahshi»-Punkten, die
wegen ihrer Druckempfindlichkeit individuell in eine Behandlung mit einbezogen werden. Sie können auf Leitbahnen liegen,
müssen dies jedoch nicht.

Die Bedeutung der Tsubos beim Zen-Shiatsu

Für das Zen-Shiatsu gilt, daß man sich relativ wenig um definierte Tsubos kümmert, und hier liegt ein großer Unterschied
zur Akupressur. Während ein Akupresseur entsprechend den
Beschwerden, mit denen ein Patient zu ihm kommt, ganz gezielt
bestimmte Punkte drückt, gilt die Aufmerksamkeit eines
Shiatsu-Therapeuten der gesamten Leitbahn. Er sucht nicht so
sehr nach definierten Tsubos – wobei er diese allerdings auch
nicht meidet –, sondern nach Stellen auf der Leitbahn, an denen
er fühlt, daß es eine Resonanz gibt, daß das Ki des Behandelten
reagiert. Um dies zu fühlen, braucht man eine gute taktile Sensibilität und vor allem auch Erfahrung. Ein erfahrener Shiatsu-
Therapeut zeichnet sich dadurch aus, daß er eine gute Wahrnehmung für diese Resonanz entwickelt hat und die Tsubos

findet, die für eine Balancierung des Ki gerade am wichtigsten sind.

Das erweiterte Leitbahnsystem Masunagas

Im klassischen Leitbahnsystem der chinesischen Medizin verläuft eine Leitbahn, wie bereits beschrieben, immer nur entweder am Arm *oder* am Bein. Es gibt keine Leitbahn, die die oberen und die unteren Extremitäten durchfließt. Die Verbindung zwischen den Extremitäten, zwischen oben und unten, wird über die Energieschichten und das System des Leitbahnumlaufes, nach dem das Ki die Leitbahnen in einer bestimmten Reihenfolge durchläuft, hergestellt.

Masunaga, der Begründer des Zen-Shiatsu, meinte nun aber, daß jede innerhalb des klassischen Systems ausschließlich am Bein oder am Arm verlaufende Leitbahn nicht nur ein Pendant am Arm bzw. Bein, sondern dort selbst einen Ausläufer haben muß. Dabei bezog er sich auf alte Darstellungen von zusätzlichen Leitbahnen sowie auf innere Verläufe. Als ausgeprägt sensitiv begabter Mensch suchte er am Arm bzw. am Bein nach jeweils entsprechenden Energiequalitäten und definierte auf diese Weise schließlich jeweils sechs erweiterte Leitbahnverläufe an Armen und Beinen sowie einige Verlaufsänderungen im Vergleich zum klassischen System an den Beinen und vor allem am Rumpf.

Da es langer Übung und bereits geschulter Hände für das Erspüren der Masunaga-Leitbahnen bedarf, werde ich mich im praxisorientierten dritten Teil dieses Buches im wesentlichen auf die klassischen Leitbahnverläufe beschränken, mit denen es sich wunderbar arbeiten läßt. Für professionelle Shiatsu-Therapeuten bietet Masunagas System jedoch durchaus Vorteile, da es die therapeutischen Möglichkeiten erweitert.

Krankheitsursachen und konstitutionelle Faktoren

Krankheit, so sieht es die fernöstliche Medizin, ist das Ergebnis oder der Ausdruck einer energetischen Disharmonie. Wie aber kommt es, daß ein Mensch krank wird, daß Yin und Yang nicht ausbalanciert sind und der Ki-Fluß gestört ist? Und warum treten bei einem Menschen immer wieder Störungen in der Wandlungsphase Holz und im Funktionskreis Leber auf, während bei einem anderen meistens die Wandlungsphase Erde und der Funktionskreis Milz betroffen ist? Um diese Fragen zu beantworten, sollen abschließend noch kurz das Konzept der Konstitution und die sogenannten pathogenen Faktoren erläutert werden.

Nach Auffassung der fernöstlichen Medizin liegt der Individualität eines Menschen eine bestimmte energetische Disposition, nämlich seine Konstitution, zugrunde. Diese Konstitution wird zu einem beträchtlichen Teil durch die sogenannte vorgeburtliche Essenz (Jing) geprägt, die man von seinen Eltern mit auf den Weg bekommt. Jeder Mensch hat also eine ganz spezifische Weise, in der sein Ki fließt bzw. dazu neigt zu stagnieren, hat seine Stärken und Schwächen, die ihn für bestimmte Disharmoniemuster anfällig machen.

Die vorgeburtliche Essenz wird im Laufe des Lebens verbraucht, und gewisse Alterserscheinungen wie z. B. der Ausfall von Haaren und Zähnen, eine Verminderung des Seh- und Hörvermögens sind der sichtbare Ausdruck dafür. Wie es jedoch um die Gesundheit während unseres Lebens bestellt ist, hängt ganz wesentlich davon ab, ob wir entsprechend unserer Konstitution leben, wie wir die vorgeburtliche Essenz durch nachgeburtliche Essenz ergänzen, wie wir unser Ki und unseren Geist (Shen) pflegen. Zur Lebenspflege in diesem Sinne gehören die Ernährung, Atem-, Bewegungs- und Meditationsübungen, welche die Aufnahme, Produktion und Verteilung des Ki fördern, ausreichender Schlaf, ein ausgewogenes Sexual- und Gefühlsleben, aber auch so «banale» Dinge wie eine den äußeren Bedingungen adäquate Kleidung.

In der chinesischen Medizin unterscheidet man drei verschiedene Gruppen von sogenannten pathogenen oder krankmachenden Faktoren:

- Äußere pathogene Faktoren, d. h. äußere, klimatische Einflüsse (Wind, Hitze, Kälte, Feuchtigkeit, Trockenheit)
- Innere pathogene Faktoren, d. h. Emotionen (Wut/Ärger, Freude/Begierde, Denken/Grübeln, Trauer, Angst)
- Sonstige pathogene Faktoren (Konstitution, mentale oder körperliche Überanstrengung, übermäßige sexuelle Aktivität, Ernährungsfehler, Traumata, epidemische Erkrankungen, Parasiten, Vergiftungen, falsche medizinische Behandlung)

Ein energetisches Disharmoniemuster setzt sich meistens aus einem konstitutionellen und einem aktuellen Aspekt zusammen. Dabei ist wichtig zu wissen, daß es bei diesen pathogenen Faktoren, abgesehen von wenigen Ausnahmen, wie z. B. Traumata, stets um ein «zu viel» oder «zu wenig» geht, was wiederum in Beziehung zur individuellen Konstitution steht. Die Kälte, die bei der einen Person Rückenschmerzen verursacht, vermag der anderen gar nichts anzuhaben, ja, ihre Kopfschmerzen sogar zu verringern. D. h., es kommt bei den klimatischen Faktoren, von Extremsituationen abgesehen, darauf an, ob sie im Verhältnis zur Konstitution einer Person zu stark sind oder nicht. Auch Emotionen sind selbstverständlich nicht per se krankmachend, sondern nur dann, wenn sie entweder über einen längeren Zeitraum zu stark sind bzw., was sehr viel häufiger vorkommt, sie längere Zeit unterdrückt werden und in einer Person schwelen. Ein gesunder Ärger, der sich in einem Streit entlädt und dann auch wieder verfliegt, hat wohl noch nie jemandem geschadet. Wer jedoch jahrelang mit unterschwelligem Ärger durch die Gegend läuft, der wird innerlich zum Dampfdrucktopf und bekommt irgendwann mit relativ hoher Wahrscheinlichkeit auch Beschwerden, seien es nun Migräneanfälle, Bluthochdruck oder Gastritis.

Das Symptom, mit dem ein Mensch in die Praxis kommt, reflektiert meist vorrangig den aktuellen Aspekt eines Disharmoniemusters, sei es nun ein akuter Infekt, ein steifer Nacken oder ein Hexenschuß. Zieht sich ein Mensch nur alle paar Jahre mal eine Erkältung zu oder bekommt er durch eine extreme äußere Belastung mal ein Rückenproblem, dann mag es reichen, sich bei der Behandlung ausschließlich auf die akuten Beschwerden zu konzentrieren. Handelt es sich jedoch um chronische oder häufig wiederkehrende Erkrankungen, so muß auf jeden Fall die Konstitution berücksichtigt und gestärkt werden. Dies gilt für alle Therapieformen der chinesischen Medizin, also auch für das Shiatsu, das sich aufgrund seines sanften, für den Klienten meist sehr angenehmen Charakters besonders gut für längerfristig angelegte konstitutionelle Behandlungen eignet.

Professionelles Shiatsu

Der typische Behandlungsablauf

Bevor die diagnostischen Verfahren und die spezifischen Wirkungen von professionellem Shiatsu vorgestellt werden, ist es an der Zeit, denjenigen unter Ihnen, die noch nie eine Shiatsu-Behandlung bekommen haben, eine konkrete Vorstellung davon zu vermitteln, wie eine solche Behandlung abläuft und wie sie sich von anderen fernöstlichen Therapieformen sowie von westlicher Massage und anderen Formen der Körperarbeit unterscheidet.

Die Bekleidung

Wenn Sie sich zu einer Shiatsu-Behandlung anmelden, wird der Therapeut oder die Therapeutin Sie darum bitten, bequeme, nicht zu leichte Bekleidung, also z. B. Leggings, Jogginghosen und Sweatshirts oder dünne Pullover sowie warme Socken, mitzubringen. Einige Menschen reagieren darauf zunächst einmal erstaunt, weil sie die Vorstellung haben, daß man sich bei einer Massage ausziehen müsse. – Aber Shiatsu, das zwar irreführenderweise immer wieder als «japanische Druckpunktmassage» übersetzt wird, ist eben keine Massage, bei der es darauf ankommt, daß die Muskulatur, das Bindegewebe und die Haut direkt mittels Kneten, Streichen, Zirkeln etc. «bearbeitet» werden. Shiatsu ist vielmehr eine Form der Energiearbeit, und dafür ist direkter Hautkontakt nicht notwendig.

Der Hauptgrund, weshalb man beim Shiatsu bekleidet sein sollte, besteht darin, daß man durch die Umstimmung des vegetativen Nervensystems während einer Shiatsu-Behandlung tendenziell auskühlt. Druck auf Haut und Bindegewebe beeinflußt das vegetative Nervensystem. Zunächst ist es immer der Sympathikus, der reagiert, indem er den Reiz isoliert und identifiziert. In dieser Phase ist der Mensch sozusagen wachsam und jederzeit bereit, der Situation zu entfliehen, wenn sie ihm unangenehm werden sollte. Damit das möglich ist, müssen die Muskulatur und insbesondere die Extremitäten gut durchblutet werden, d. h. die Körperoberfläche des Menschen ist in diesem Fall warm. Bei vielen Massageformen, die mit starker Stimulation arbeiten, bleibt es bei dieser sympathikotonen Stimmungslage, und es besteht nicht die Gefahr der Auskühlung, zumal oft bestimmte Reibetechniken angewandt werden, die die Haut noch zusätzlich erhitzen.

Beim Shiatsu jedoch wird auf eine Weise mit dem Druck gearbeitet, daß die Aktivität des Sympathikus nach einiger Zeit nachläßt und der Reiz an den Parasympathikus weitergeleitet wird, wodurch es zu einem tiefen Entspannungszustand kommt. Das bedeutet auch, daß sich die Puls- und die Atemfrequenz verringern und die Körperwärme sich tendenziell von der Oberfläche in die Tiefe und von der Peripherie ins Zentrum zurückzieht. Aus diesem Grund ist es wichtig, sich so zu kleiden, daß man nicht auskühlt und friert.

Die Gespräche

Wenn Sie zum Behandlungstermin kommen, haben Sie zunächst Gelegenheit, über Ihre Beweggründe, Shiatsu-Behandlungen zu nehmen, zu sprechen. Je nachdem, worum es geht, wird der Therapeut sich mehr oder weniger ausführlich mit Ihnen über Ihre spezifischen Beschwerden und Ihren allgemeinen Gesundheitszustand unterhalten (siehe hierzu: Die Anamnese und das begleitende Gespräch, S. 75).

Die spezifische Druckqualität

Nach diesem Gespräch werden Sie gebeten, sich auf eine Matte oder klassischerweise auf einen Futon zu legen. Shiatsu wird

Professionelles Shiatsu

nicht, wie viele Formen der Massage oder Körperarbeit, auf einer Liege, sondern stets am Boden ausgeführt. Das entspricht einerseits der japanischen Tradition, hat aber hauptsächlich damit zu tun, daß der Therapeut sein Körpergewicht sehr viel leichter und effektiver auf den Klienten übertragen kann, wenn er sich in einer Krabbelposition befindet bzw. am Boden sitzt oder kniet. Beim Shiatsu wird nämlich nicht mit der Kraft eines Fingers, der Hand oder des Armes gedrückt, sondern der Therapeut lehnt sich mit seinem Körpergewicht an den Klienten an, läßt sich einsinken und erzeugt dadurch Druck. Im praxisorientierten dritten Teil dieses Buches wird noch ausführlich von dieser speziellen Druckqualität des Shiatsu die Rede sein, die einen relativ starken Druck ermöglicht, ohne Schmerzen zu verursachen (siehe hierzu: Druck durch Anlehnen aus dem Hara, S. 109).

Die verschiedenen Positionen

Es kann sein, daß der Shiatsu-Therapeut Sie bei der ersten Behandlung fragt, ob Sie sich lieber zuerst auf den Bauch oder auf den Rücken legen. In der Regel beginnt eine Shiatsu-Behandlung jedoch in Rückenlage, da die meisten Therapeuten ihrer Behandlung eine sogenannte Hara- oder Bauchdiagnose (siehe hierzu: Die Hara-Diagnose, S. 81ff.) zugrunde legen, die nur in dieser Lage durchführbar ist. Im Verlauf der Behandlung wird die Position mindestens einmal entweder zur Seiten- oder zur Bauchlage gewechselt. Manchmal wird außerdem noch eine Sitzposition in den Behandlungsablauf integriert.

Shiatsu ist immer eine Ganzkörperbehandlung, abgesehen von Ausnahmefällen, in denen dies aus gesundheitlichen Gründen nicht möglich ist. An und für sich gehört es zu den wesentlichen Charakteristika des Shiatsu, daß man nach einer Behandlung das Gefühl hat, am gesamten Körper, einschließlich Füßen,

Händen und Kopf, berührt und behandelt worden zu sein. Dieses Gefühl körperlicher Ganzheit ist für viele Menschen etwas Neues, und es schafft eine Basis für die Integration «ungeliebter» oder auch einfach wenig beachteter Körperpartien in die Selbstwahrnehmung.

Die Zeitdauer

Eine Ganzkörperbehandlung dauert circa fünfzig Minuten. Nach der Behandlung wird dem Klienten meistens die Möglichkeit gegeben, noch circa fünf Minuten zu ruhen und nachzuspüren. Abschließend fragt der Therapeut in der Regel noch danach, ob dem Klienten etwas besonders aufgefallen ist und teilt ihm seine eigenen Eindrücke mit.

Die Behandlung von Leitbahnen

Was passiert während der Behandlung? Verglichen mit der Akupressur, mit der Shiatsu manchmal verwechselt wird, spielen einzelne, definierte Druckpunkte eine geringe Rolle. Im Vordergrund steht vielmehr die Behandlung ganzer Leitbahnen, wobei sich ein Therapeut aufgrund seiner Diagnose in der Regel hauptsächlich auf zwei Leitbahnen pro Behandlung konzentriert. Auf diesen Leitbahnen sucht er ganz individuell nach Stellen, die einer Behandlung bedürfen, weil dort entweder zu wenig Ki fließt oder es im Übermaß vorhanden bzw. gestaut ist.

Die Shiatsu-Techniken

Je nachdem, in welchem Zustand das Ki des behandelten Menschen ist, werden entweder anregende, stärkende (tonisierende) oder aber beruhigende, zerstreuende (sedierende) Techniken eingesetzt. Für das Tonisieren benutzt man langsame, haltende, tiefgehende Techniken. Das Sedieren bedarf schneller, schüttelnder, eher oberflächlicher Techniken. Da man sich beim Shiatsu allerdings hauptsächlich auf die Stellen konzentriert, an denen zu wenig Ki vorhanden ist, steht das Tonisieren eindeutig im Vordergrund.

Zur Stimulation der Leitbahnen setzt man beim Shiatsu sowohl die Finger, insbesondere die Daumen, als auch die Handballen, die Handflächen, die Unterarme, die Ellbogen, die Knie und manchmal sogar die Füße ein. Eine wichtige Rolle spielen außerdem Dehnungen und Gelenkrotationen. Diese steigern die Flexibilität, regen die Blutzirkulation an und verringern Muskelspannungen. Sie bringen jedoch vor allem auch das Ki, das in den Leitbahnen fließt, näher an die Körperoberfläche und machen es daher leichter behandelbar. Außerdem zerstreuen sie überschüssiges und blockiertes Ki in den jeweiligen Bereichen.

Die Stille

Während einer Behandlung wird in der Regel nicht gesprochen. Das heißt natürlich nicht, daß die Behandelten ein mögliches Unbehagen nicht äußern dürfen. Jeder Shiatsu-Therapeut wird seinen Klienten vor der Behandlung dazu auffordern, ihm zu sagen, wenn ihm etwas unangenehm ist. Gespräche während der Behandlung, wie sie in westlichen Massagepraxen oft üblich sind, werden jedoch beim Shiatsu nicht geführt, da sie von der Konzentration auf die Wahrnehmung des Ki ablenken – und zwar nicht nur den Therapeuten, sondern ebenso den Behandelten, dessen Aufgabe darin besteht, die Sensibilität für seinen Körper und seine Energieströme zu verbessern.

Die Diagnostik beim Shiatsu

Alle diagnostischen Verfahren aus der fernöstlichen Medizintradition dienen dazu, energetische Disharmoniemuster zu erkennen, seien es nun die Puls- und Zungendiagnose in der klassischen chinesischen Medizin oder die Hara- und Rückendiagnose beim Shiatsu. Charakteristisch für das Shiatsu ist allerdings, daß es hier keine scharfe Trennung zwischen Diagnose und Therapie gibt. Während die Diagnostik bei den meisten anderen Therapieverfahren der Behandlung vorangeht, ist sie beim Shiatsu ein Teil von ihr, gehen die Hara- und die Rückendiagnose doch direkt in die Behandlung über und begleitet die Leitbahndiagnose sogar die gesamte Behandlung.

In diesem Kapitel gebe ich Ihnen einen Überblick über die wichtigsten diagnostischen Möglichkeiten beim Shiatsu, welche die Basis für eine professionelle Behandlung bilden. Je nachdem, über welche Ausbildung ein Therapeut verfügt, mag er darüber hinaus auf andere diagnostische Verfahren aus der Traditionellen Chinesischen Medizin oder aus der makrobiotischen Tradition zurückgreifen bzw. diese integrieren. Insbesondere für eine das Shiatsu ergänzende Ernährungsberatung oder andere Tips im Hinblick auf die Lebenspflege kann dies sehr wertvoll sein. Für die Shiatsu-Behandlung selbst ist es jedoch nicht notwendig, sich weiterer diagnostischer Verfahren zu bedienen, und ich werde deshalb nur sehr kurz auf diese Möglichkeiten eingehen.

Grundsätzliches zur Diagnose

Generell lassen sich zwei Ebenen der Diagnose beim Shiatsu unterscheiden: Zum einen orientiert sich das konkrete Vorgehen bei jeder einzelnen Behandlung an der aktuellen energetischen Verfassung des Klienten, über welche die jeweilige Hara-,

Rücken- und Leitbahndiagnose Auskunft gibt. Diese aktuelle energetische Verfassung kann sich – abhängig von äußeren Umständen wie Ernährung, Schlaf, Streß, emotionalen Belastungen, Wetter etc. – relativ schnell verändern. Aus diesem Grund ist jede Behandlung anders als die vorangegangene. Nie gibt es mehrere Behandlungen hintereinander, die vom Ablauf her völlig identisch wären, wenngleich sich manches natürlich wiederholt. Der Shiatsu-Therapeut versucht stets, seinen Klienten genau dort «abzuholen», wo er sich gerade befindet.

Dieser aktuellen, sich manchmal sehr schnell wandelnden Ebene liegt eine konstitutionelle, sehr viel beständigere Ebene zugrunde, die entweder gleich zu Beginn der Behandlung offensichtlich ist oder aber im Laufe mehrerer Sitzungen deutlich wird. Sie zeigt sich im wiederkehrenden Auftauchen bestimmter energetischer Disharmoniemuster sowie in der für den Klienten typischen, oft chronischen Symptomatologie. Hier geht es, vereinfacht gesagt, um die generellen Stärken und Schwächen, die ein Mensch mitbringt, also um seine Konstitution. Die Ratschläge bezüglich Ernährung, Lebensweise etc., die ein Shiatsu-Therapeut seinem Klienten mit auf den Weg gibt, sowie grundlegende, immer wiederkehrende Aspekte der Shiatsu-Sitzungen nehmen Bezug auf diese konstitutionelle Ebene.

Die Anamnese und das begleitende Gespräch

Bevor ein Shiatsu-Therapeut mit der Behandlung beginnt, macht er mit dem neuen Klienten zunächst eine Anamnese und läßt ihn sein Anliegen schildern. Geht es um konkrete Beschwerden, so fragt er genau nach, welcher Art sie sind, seit wann der Klient sie hat, unter welchen Umständen sie sich verschlechtern bzw. verbessern, welche Bedeutung sie für sein Leben haben und wie er damit umgeht. Er erkundigt sich nach chronischen Erkrankungen, familiären Dispositionen, nach Ernährungs-, Arbeits-, Schlaf- und sonstigen Lebensgewohnheiten.

Bei all diesen Fragen geht es für den Shiatsu-Therapeuten darum, einen ersten Eindruck davon zu bekommen, in welchem Zustand sich das Ki des Klienten befindet, ob er eher zu einer Yin- oder einer Yang-Konstitution tendiert, ob seine Beschwerden Ausdruck eines Mangels oder einer Fülle sind und vielleicht auch schon, in welcher Wandlungsphase sich das Ungleichgewicht hauptsächlich zu manifestieren scheint. Gezieltere Fragen zu einzelnen Wandlungsphasen schaffen hier gegebenenfalls mehr Klarheit.

Eventuell kann sich aufgrund der Anamnese auch herausstellen, daß sich eine Shiatsu-Behandlung für einen Klienten derzeit nicht eignet (siehe hierzu: Kontraindikationen, S. 96). Ist dies jedoch nicht der Fall, so bietet das Ergebnis der Anamnese einen Rahmen, innerhalb dessen sich Therapeut und Klient bewegen. Es dient nicht zur Festlegung des konkreten Behandlungsablaufes und ist deshalb auch weniger eine exakte Diagnose, als vielmehr eine Hintergrundinformation, die erste Aussagen darüber zuläßt, welches die Hauptthemen bzw. -beschwerden sind, wie viele Behandlungen bzw. welchen Zeitraum man anpeilen sollte und welche Erwartungen man überhaupt an die Shiatsu-Behandlung stellen kann.

Des weiteren ergeben sich aus der Anamnese oft auch über das Shiatsu hinausgehende Anregungen und Impulse. So kann es z. B. sein, daß dem Klienten durch das Gespräch vorher nicht beachtete Zusammenhänge zwischen der Ernährung oder anderen Lebensgewohnheiten und bestimmten Beschwerden deutlich werden. Ein Shiatsu-Therapeut ist zwar nicht unbedingt kompetent für alle Fragen, die da auftauchen mögen. Im Sinne des ganzheitlichen Ansatzes, den das Shiatsu vertritt, sollte er jedoch zumindest dazu in der Lage sein, seinen Klienten beim Aufspüren der Zusammenhänge zu unterstützen und ihm gegebenenfalls anraten, zu einer Ernährungsberatung, zur Psychotherapie, zur Chirotherapie oder wohin auch immer zu gehen, wenn dies nötig sein sollte.

Was die regelmäßigen Gespräche angeht, die jeweils vor der Behandlung stattfinden, so hängt es sehr von den Bedürfnissen des Klienten sowie vom Ausbildungshintergrund des Therapeuten ab, welchen Stellenwert sie haben. Es gibt Therapeuten, die sich eher kurz fassen und ihre Kompetenz im Bereich der Energiearbeit, nicht jedoch im Gespräch sehen. Andere Therapeuten hingegen erachten die Gespräche als wichtige Ergänzung zu den Behandlungen. Hier liegt es beim Klienten, herauszufinden, was er braucht, und sich den passenden Therapeuten zu suchen.

Das Prinzip von Kyo und Jitsu

Bevor ich auf die einzelnen diagnostischen Möglichkeiten des Shiatsu eingehe, möchte ich Sie mit dem Konzept von Kyo und Jitsu bekannt machen, das ein Kernstück des Zen-Shiatsu darstellt und auf das sich sowohl Hara-, Rücken- als auch Leitbahndiagnose beziehen. Die Begriffe Kyo und Jitsu entstammen der traditionellen japanischen Medizin und korrespondieren mit der Yin/Yang-Lehre bzw. mit dem Gegensatzpaar Leere/Fülle, das in der Diagnostik der chinesischen Medizin eine große Rolle spielt.

Wenn sich das Ki in einem Kyo-Zustand befindet, ist es schwach, erschöpft, leer, hypoaktiv. Ein Jitsu-Zustand ist hingegen durch Fülle und Hyperaktivität gekennzeichnet. Kyo und Jitsu stehen aber nicht primär für pathologische Zustände, sondern markieren zunächst lediglich zwei Pole eines energetischen Kontinuums. Jeder Mensch bewegt sich mal mehr auf der Kyo-, mal mehr auf der Jitsu-Seite, und jeder weist gleichzeitig Kyo- und Jitsu-Aspekte auf. Erinnern wir uns daran, daß Gesundheit und Krankheit im Sinne der fernöstlichen Medizin keine statischen Größen sind, sondern daß wir es hier stets mit fließenden Grenzen zu tun haben. Erst dann, wenn dieses Fließen nicht mehr gewährleistet ist, wenn Kyo und Jitsu nicht mehr im Wandel sind, sondern bestimmte Bereiche sich chronisch im Kyo- und andere im Jitsu-Zustand befinden, kann man von einer ernsthaften energetischen Disharmonie sprechen, die sich dann wahrscheinlich auch bereits in irgendeiner Symptomatik manifestiert, sei diese nun körperlicher oder psychischer Art.

Beim Shiatsu geht man davon aus, daß man einen Impuls für einen energetischen Ausgleich setzen kann, indem man diejenige Leitbahn, die das größte Kyo aufweist, tonisiert (das Ki stärkt), und diejenige, die das größte Jitsu zeigt, sediert (das Ki zerstreut). Die Idee dabei ist, daß sich der Körper nach dem Prinzip der Homöostase durch diesen Impuls selbst wieder in einen energetisch harmonischen Zustand bringt. Wie aber erkennt man Kyo und Jitsu? Was sind ihre Hauptkennzeichen und Unterschiede?

Kennzeichen des Jitsu

Das Jitsu ist aktiv und befindet sich an der Körperoberfläche. Daher ist es meist relativ deutlich sicht- oder spürbar als eine Hervorwölbung, etwas, das dem Behandler förmlich entgegenkommt. Bei der Behandlung leistet das Jitsu aktiven Widerstand, d. h. es gelingt kaum, an einer solchen Stelle einzusinken. Manche Klienten zucken oder bewegen sich auch unwillkürlich, wenn man eine Jitsu-Stelle berührt. Meist wissen die Klienten schon vor der Behandlung, wo sich Jitsu-Stellen befinden, weil sich hier oftmals die Symptome manifestieren – sei es nun z. B. als Hartspann im Rücken, als pulsierender Kopfschmerz oder als Druck unter den Rippenbögen.

Eine Jitsu-Stelle bildet eine Ki-Blockade und erfordert eine sedierende, energiezerstreuende Behandlungstechnik, d. h. einen eher oberflächlichen, kurzen Kontakt. Diese Jitsu-zerstreuenden

Techniken haben einen lokal begrenzten Einfluß auf den Klienten, d. h., sie wirken sich lediglich auf die direkt behandelten Bereiche aus.

Kennzeichen des Kyo

Die Behandlung des Kyo mit tonisierenden, d. h. Ki aufbauenden bzw. anziehenden Techniken dagegen beeinflußt die ganze Person, ihr gesamtes energetisches System. Das Kyo ist meist nicht so offensichtlich und daher nicht so leicht zu finden wie das Jitsu. Meist liegt hier – gut versteckt unter der Oberfläche – die Ursache für Beschwerden oder energetische Disharmonie.

Ein Kyo zeigt bei der Behandlung eher langsame Reaktionen und bedarf eines kontinuierlichen, langsamen, tiefen Kontaktes. Zwar ist eine Kyo-Stelle leer und kraftlos. Da sie jedoch aufgrund ihres Mangels an Dynamik aber auch sehr steif und hart werden kann, kommt es immer wieder vor, daß unerfahrene Shiatsu-Therapeuten sich täuschen lassen und glauben, mit einem Jitsu konfrontiert zu sein. Wird dann unsensibel gerüttelt oder zu schnell ein zu starker, tiefer Druck ausgeübt, so führt dies zu einer weiteren energetischen Schwächung.

Warum das Kyo wichtiger ist als das Jitsu

Beim Zen-Shiatsu wird dem Kyo sehr viel mehr Beachtung geschenkt als dem Jitsu, und dies ist z. B. ein deutlicher Unterschied gegenüber der westlichen Massage, die sich insbesondere auf angespannte Partien konzentriert. Das Shiatsu jedoch geht davon aus, daß ein Jitsu im Grunde immer eine Reaktion auf einen tiefer liegenden Mangel – auf ein Kyo – ist. Beschäftigt man sich in der Hauptsache mit dem Jitsu, so bedeutet dies für den Klienten zwar eine momentane Erleichterung, die «Wurzel des Übels» bleibt jedoch unberührt.

Das heißt nun freilich nicht, daß man das Jitsu ganz vernachlässigt. Bei manchen Menschen stehen die Beschwerden, die sich in ihren Jitsu-Bereichen manifestieren, so im Vordergrund, daß man gar nicht umhin kommt, sich zunächst der Zerstreuung dieser Ki-Blockaden zu widmen. Ist dies jedoch nicht der Fall, so versucht man immer, zunächst das Kyo zu tonisieren und damit harmonisierend auf die gesamte energetische Verfassung des Klienten einzuwirken. Da das Jitsu in gewisser Hinsicht eine Kompensationsreaktion auf das Kyo darstellt, verschwinden leichtere Jitsu-Symptome danach oft von allein oder lassen sich zumindest sehr viel leichter und effektiver behandeln.

Die diagnostischen Verfahren

Drei Diagnoseformen gibt es, die für das Shiatsu spezifisch sind und die durch eine Anamnese, eine allgemeine Körperbetrachtung sowie manchmal auch durch andere Diagnoseformen aus der fernöstlichen Medizin ergänzt werden: die Hara-Diagnose, die Rückendiagnose und die Leitbahndiagnose.

Alle drei Diagnoseformen gehen, wie bereits erwähnt, in die Behandlung über bzw. sind Teil der Behandlung und nicht abgetrennt von dieser zu betrachten. Das heißt, daß der Therapeut zwar eine Entscheidung in bezug auf die zu behandelnden Leitbahnen trifft, wenn er die Behandlung mit einer Hara-Diagnose beginnt, jedoch trotzdem keine bis ins Detail festgelegte Behandlungsstrategie verfolgt. Vielmehr bleibt er während der gesamten Behandlung offen für Veränderungen und Abwandlungen seines Konzeptes.

Die allgemeine Körperbetrachtung

Einen ersten Eindruck vom energetischen Zustand des Klienten gewinnt der Therapeut bereits, wenn er dessen Körperbau und seine Art, sich zu bewegen, betrachtet. Es kann sein, daß sich ein Klient vorwiegend als Jitsu, d. h. in einem Zustand der Fülle, oder vorwiegend als Kyo, d. h. in einem Zustand der Leere, präsentiert. Es kommt jedoch auch relativ häufig vor, daß unterer und oberer Körperbereich von ganz unterschiedlicher energetischer Qualität sind: sei es, daß der Oberkörper Jitsu und der Unterkörper Kyo oder daß der Unterkörper Jitsu und der Oberkörper Kyo sind. Es kann weiterhin sein, daß die Körperrückseite des Klienten sich in einem Jitsu-, die Körpervorderseite dagegen in einem Kyo-Zustand befindet oder umgekehrt. Und schließlich treten auch noch Links/Rechts-Seitenungleichheiten auf.

All dies gibt Hinweise darauf, wo der Schwerpunkt der Behandlung sein wird. Ohne noch zu wissen, um welche Leitbahn es geht, kann der Therapeut schon erkennen, an welchen Körperbereichen er hauptsächlich arbeiten muß.

Die Hara-Diagnose

Der japanische Begriff «Hara» läßt sich zwar mit «Bauch» übersetzen, umfaßt jedoch ein weitaus größeres Bedeutungsspektrum. Im umfassenderen Sinne ist das Hara ein Kraftzentrum, ein energetischer Sammelpunkt, in dem man seine «Mitte» finden kann. Ein gutes Hara gilt in Japan traditionell als Voraussetzung und Zeichen für körperliche, geistige und seelische Harmonie. Die Zentrierung im Hara ist sowohl für die Kampfkünste als auch für die Meditation und das Shiatsu von größter Bedeutung.

Anatomisch betrachtet, bezeichnet der Begriff Hara den gesamten Bauchraum. Innerhalb des Bauchraums unterscheidet man zwei oder drei Zonen, d. h. entweder ein «Unteres Hara», das sich unterhalb des Bauchnabels befindet, und ein «Oberes Hara», das bis zu den Rippenbögen reicht, oder ein «Unteres», ein «Mittleres» und ein «Oberes Hara». Bei einem energetisch ausgeglichenen Menschen ist der Tonus des «Unteren Hara» am stärksten, wird etwas schwächer im Bereich des «Mittleren Hara» und ist am schwächsten im «Oberen Hara».

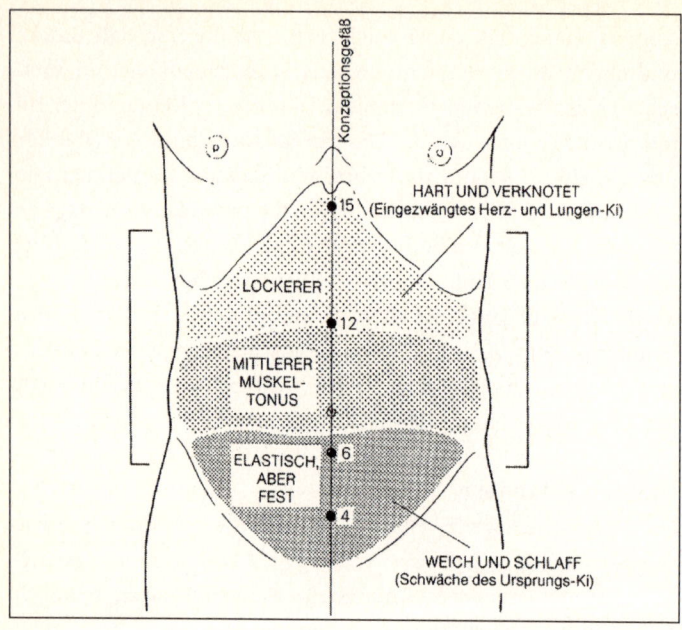

Hara-Grobeinteilung

Hara-Diagnose nach den zwölf Leitbahnzonen

Eine Zen-Shiatsu-Sitzung beginnt in der Regel mit einer Hara-Diagnose, d. h. diese stellt den ersten Körperkontakt dar, den der Therapeut mit dem Klienten aufnimmt. Bevor er mit der Hara-Diagnose beginnt, setzt er sich wie bei einer Meditation mit aufgerichteter Wirbelsäule entspannt im Fersensitz neben den Klienten und kommt zur Ruhe. Wenn er sich innerlich bereit fühlt, legt er seine Hände auf das Hara des Klienten und versucht, möglichst wach und präsent zu sein, ohne etwas Bestimmtes zu suchen oder zu wollen. Im Idealfall «lauscht» er mit seinen Händen – nicht mehr und nicht weniger.

In einem gleichmäßigen, meist relativ schnellen Rhythmus bewegt er seine Hände in einer bestimmten Abfolge durch die ins-

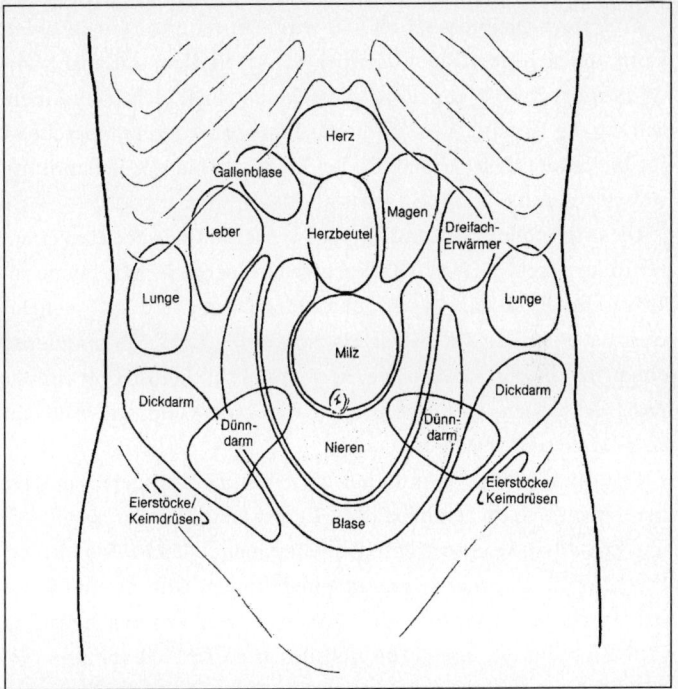

Hara-Diagnosezonen

gesamt zwölf festgelegten Zonen auf dem Hara. Diese Zonen spiegeln die energetischen Zustände der zwölf Hauptleitbahnen wider. Je tiefer der Therapeut seine Hände einsinken läßt, desto «materieller» (d. h. an der Körperstruktur orientiert) ist die Ebene, auf der er sich bewegt, je sanfter die Berührung, desto «energetischer» ist sie. Ich möchte hier keine generelle Aussage darüber machen, welche Art der Diagnose die bessere ist. Es gibt verschiedene Traditionen der Hara-Diagnose, und jeder Therapeut muß herausfinden, wie er am besten arbeiten kann. Dem Charakter des Zen-Shiatsu entspricht jedoch eher die Methode der leichten Berührung.

Eine Hara-Diagnose ist nichts, was man zehnmal wiederholen kann, um sich Gewißheit darüber zu verschaffen, daß man richtig gespürt hat. In der Regel entscheidet man sich nach einem Durchgang für eine Kyo- und eine Jitsu-Zone und entsprechend für die beiden Leitbahnen, die im Vordergrund der Behandlung stehen werden.

Diese schnelle Entscheidung hat zweierlei Gründe: Zum einen verändern sich die Verhältnisse auf der energetischen Ebene relativ schnell, so daß das Ergebnis der Diagnose durch mehrfaches Betasten der Zonen verfälscht werden kann. Zum anderen entspricht es der Art des Zen, spontane Entscheidungen auf der Basis des ersten, intuitiven Eindrucks zu treffen, unverfälscht vom Denken und Wollen.

Es gibt allerdings Methoden der Überprüfung der Diagnose, deren man sich im Zweifelsfall bedienen kann. Bei der sogenannten Kyo-Jitsu-Reaktion hält der Therapeut gleichzeitig die als Kyo und die als Jitsu angenommenen Zonen. Gibt es eine Resonanz zwischen diesen beiden Zonen, wie es erwünscht ist, so fühlt sich das an, als würde sich der Jitsu-Bereich spontan öffnen oder weicher werden. Eine andere Möglichkeit der Überprüfung besteht darin, den Zustand einer Hara-Zone mit der entsprechenden Leitbahnenergie zu vergleichen. Dabei hält man mit der einen Hand die Zone und wandert mit der anderen durch verschiedene Stellen auf der zugehörigen Leitbahn. Eventuelle Verwechslungen von Kyo und Jitsu werden auf diese Weise meist recht schnell offensichtlich, weil die Energiequalität an der Leitbahn in der Regel leichter und eindeutiger zu spüren ist als im Hara.

Die Rückendiagnose

Die Rückendiagnose wird nicht ganz so häufig als Hauptdiagnose eingesetzt wie die Hara-Diagnose, weil es schwieriger ist, am Rücken aktuelle energetische Zustände zu erkennen. Die

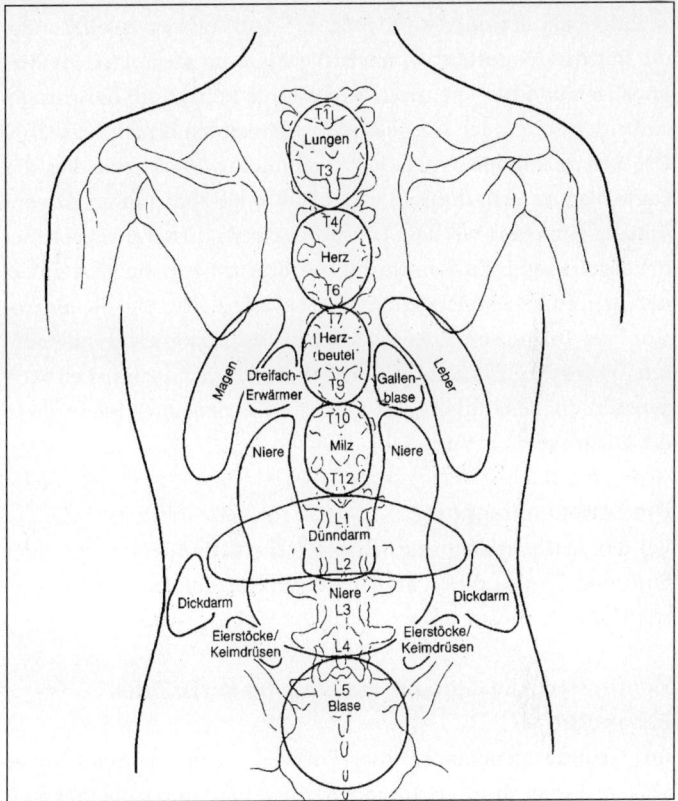

Rücken-Diagnosezonen

knöchernen, aber auch die muskulären Strukturen des Rückens
entwickeln und verändern sich über längere Zeiträume hinweg,
und deshalb wird gesagt, daß der Rücken eher Auskunft über
chronische Muster gibt, während das Hara die aktuellen Muster
widerspiegelt. Tendenziell ist diese Aussage sicherlich richtig.
Mit einiger Übung lassen sich jedoch auch am Rücken feine energetische Veränderungen erkennen, wenn man sich nicht zu sehr
auf die strukturelle Ebene fixiert.

Die Diagnostik beim Shiatsu **85**

Jedenfalls befinden sich auch auf dem Rücken zwölf Zonen, die mit den Hauptleitbahnen in Verbindung stehen, sowie diagnostisch und therapeutisch interessante Punkte auf der parallel zu beiden Seiten der Wirbelsäule verlaufenden Blasen-Leitbahn. Die Zonen können entweder in ähnlicher Weise wie bei der Hara-Diagnose rhythmisch abgetastet oder aber nur in Augenschein genommen werden. Die zwölf jeweils bilateral angeordneten sogenannten Yu-Punkte auf der Blasen-Leitbahn sind direkt mit den einzelnen Funktionskreisen assoziiert. Sie dienen sowohl der Diagnose von energetischen Disharmonien als auch deren Therapie, weshalb die Behandlung der Blasen-Leitbahn meist in die Behandlung mit einbezogen wird, auch wenn sie in der Diagnose nicht auftaucht.

Die Leitbahndiagnose

Bei der Leitbahndiagnose wird der energetische Zustand eines Funktionskreises direkt an der entsprechenden Leitbahn festgestellt. Dies kann auf unterschiedliche Weise geschehen:

Kontinuierliche Leitbahndiagnose im Verlauf der Behandlung

Im Grunde genommen diagnostiziert man während einer Shiatsu-Behandlung ständig im Kleinen bzw. unterscheidet zwischen Kyo und Jitsu und geht entsprechend darauf ein. Ich habe im Abschnitt über die Hara-Diagnose darauf hingewiesen, daß man diese im Zweifelsfall durch eine Leitbahndiagnose überprüfen kann. Man darf sich jedoch nicht vorstellen, daß eine Leitbahn, deren zugeordnete Zone als Kyo klassifiziert worden ist, deshalb durchgängig Kyo-Qualität aufweist. Auch innerhalb der Leitbahn ist das Ki in der Regel Schwankungen unterworfen. Das Ki der Blasen-Leitbahn am Unterschenkel kann sich ganz anders anfühlen als das Ki derselben Leitbahn im Nacken. Auch eine Leitbahn, die insgesamt eine Kyo-Tendenz hat, kann Jitsu-Stellen aufweisen. Und ebenso wird man auf einer Jitsu-Leitbahn wahrscheinlich auch Kyo-Stellen finden, ohne daß man deshalb gleich seine Diagnose revidieren müßte.

Es reicht also beim Shiatsu keineswegs aus, nur zu Beginn der Behandlung eine Diagnose zu erstellen. Während der gesamten Behandlung muß der Therapeut seine aufmerksame, diagnostische Wahrnehmung beibehalten. Die Kunst dabei, die einen erfahrenen Therapeuten auszeichnet, besteht darin, sich nicht von einer Vielfalt an Informationen verwirren zu lassen, sondern einen roten Faden für die Behandlung zu finden und zu behalten, ohne starr einem Konzept zu folgen.

Leitbahndiagnose mittels Dehnungen

Masunaga hat zwölf Dehnpositionen beschrieben, in denen das Ki der einzelnen Leitbahnen jeweils am deutlichsten an die Oberfläche tritt. Bringt man eine Leitbahn in eine solche Position, ist es relativ leicht zu erkennen, ob sie eine Kyo- oder eine Jitsu-Qualität aufweist. Oftmals werden die Leitbahnen auch in dieser Position behandelt.

Das Wirkungsspektrum von Shiatsu

Shiatsu ist kein Allheilmittel gegen alle Leiden und Beschwerden, die das Leben zu bieten hat. Es bewirkt keine Wunder, sondern stellt eine ganzheitliche Methode mit vielen Möglichkeiten, aber natürlich auch Grenzen dar. Mit beidem werden wir uns jetzt beschäftigen.

Shiatsu-Erfahrungen

Im Rahmen meiner redaktionellen Arbeit an einem Sonderheft zum Thema Shiatsu (DAO-Sonderheft Shiatsu, 1995) bat ich vor einiger Zeit mehrere Shiatsu-Kollegen und -Kolleginnen, ihren Klienten einen kleinen Fragebogen vorzulegen. Mein Anspruch war es dabei nicht, eine repräsentative Studie durchzuführen. Es ging mir lediglich darum, über meine eigenen Praxiserfahrungen hinaus einen umfassenderen Eindruck davon zu bekommen, was diejenigen zum Shiatsu zu sagen haben, die sich behandeln lassen. Gefragt wurde u. a. nach dem Grund bzw. der Motivation zur Shiatsu-Behandlung, nach den Veränderungen durch die Shiatsu-Behandlung und nach den Shiatsu-Erfahrungen.

Was die Frage nach der Motivation zum Shiatsu betrifft, so decken sich die Ergebnisse meiner kleinen Umfrage im großen und ganzen mit denen einer wesentlich umfangreicher und fundierter angelegten Studie der «Shiatsu Society of the United Kingdom» im Mai 1996 (in deutscher Sprache veröffentlicht im Shiatsu-Journal Nr. 12/1997, S. 10 ff.): Die meisten Menschen gehen zum Shiatsu, weil sie Probleme mit dem Bewegungsapparat (Knochen/Muskeln) haben. An erster Stelle stehen hier allgemeine Rückenbeschwerden und Verspannungen, gefolgt von Schulter-/Nackensyndromen, Spannungskopfschmerzen und speziellen Problemen im Bereich des unteren Rückens. Die zweite große Gruppe von Klienten kommt aufgrund psychischer Probleme zum Shiatsu. Hier geht es vor allem um Streßsymptome, Schlafstörungen, Ängste und depressive Verstimmungen. Meiner Erfahrung nach nehmen viele dieser Klienten gleichzeitig psychotherapeutische Unterstützung in Anspruch oder haben bereits eine Psychotherapie hinter sich. Eine ebenfalls relativ große Zahl von Klienten gibt an, sich wegen allgemeiner Erschöpfungszustände, Müdigkeit, Kraftlosigkeit und Unwohlsein zum Shiatsu zu begeben. Weitere häufig vorkommende Gründe sind Migräne, Menstruations- und Verdauungsprobleme. Sehr erfreulich fand ich, daß meiner Umfrage zufolge immerhin fast 20 Prozent der Befragten nicht wegen manifester Beschwerden zum Shiatsu kamen, sondern um sich etwas Gutes zu tun, also im Rahmen der Gesundheitsvorsorge.

Auf die Frage, ob sich durch die Shiatsu-Behandlung Veränderungen ihres Gesundheitszustandes ergeben hätten, antworteten fast alle Befragten, daß sich ihr Befinden stark verbessert habe. Das ist deshalb erstaunlich, weil die Beschwerden der Klienten zwar in einigen Fällen tatsächlich ganz verschwanden, in etlichen Fällen jedoch lediglich gelindert wurden. Es scheint so, und dies deckt sich mit den Erfahrungen aus meiner eigenen Praxis, daß sich bei vielen Klienten, die Shiatsu bekommen, die Fokussierung auf die Beschwerden, deretwegen sie ursprünglich gekommen sind, auflöst. Die positiven Erfahrungen, die sie beim Shiatsu mit ihrem Körper machen, lassen die Beschwerden in ihrer Bedeutung zurücktreten. Statt dessen berichten sie von einer allgemein verbesserten Lebensqualität, einem besseren Körpergefühl, mehr Ausgeglichenheit, Gelassenheit und Lebensfreude. Fast alle Befragten registrierten die verbesserte Körperwahrnehmung als einen positiven Schritt auf dem Weg zu einer größeren Selbstverantwortlichkeit für das eigene Befinden. Viele schrieben, daß sie mit den verbliebenen Beschwerden besser umgehen und die Zusammenhänge, in denen sie auftreten, besser erkennen und beeinflussen könnten.

Daß Shiatsu in seiner Wirkung weit über eine im engeren Sinne medizinische Therapieform hinausgeht, dafür sprechen auch die Begriffe, mit denen die Klienten ihre Shiatsu-Erfahrungen kennzeichnen. Da ist zwar auch von Heilung die Rede, viel häufiger werden jedoch Entspannung, Stille, Selbsterfahrung, Lebendigkeit, Aufmerksamkeit und Loslassen genannt. Eine große Rolle spielte offensichtlich für viele Klienten die Berührung, der dadurch entstehende Kontakt zwischen sich und dem Therapeuten, das Empfinden von Geborgenheit sowie das Spüren von Grenzen. Weitere Stichworte sind Meditation, Offenheit, Ordnung, Hineinhorchen, Verstehen, Wachsen und – nicht zu vergessen – Genuß und Wohlbefinden.

Ein Fallbeispiel

Wie die therapeutischen Wirkungen von Shiatsu konkret aussehen können, möchte ich nun an einem Fall aus meiner Praxis erläutern. (Der Name und biographische Einzelheiten, die Hinweise auf die Identität der Klientin geben könnten, sind selbstverständlich geändert.)

Frau A., eine 52jährige Geschäftsfrau, kam auf Empfehlung ihrer ehemaligen Psychotherapeutin zu mir. Sie hatte eine lange Krankengeschichte mit Angstzuständen, Schlafstörungen, Depressionen und verschiedenen funktionellen Beschwerden hinter sich, war Mutter dreier erwachsener Kinder, bereits Großmutter von zwei Enkelkindern und lebte seit ca. zehn Jahren von ihrem Mann getrennt. Zu dem Zeitpunkt, an dem sie sich bei mir anmeldete, fühlte sie sich, abgesehen von chronischen Verdauungsproblemen und schmerzhaften Nackenverspannungen, relativ gut. Ihre Hauptmotivation zur Shiatsu-Behandlung waren jedoch nicht diese Beschwerden, sondern ihr Bedürfnis nach Berührung. In der Psychotherapie hatte sie für sich herausgefunden, daß körperliche Berührung ihr dabei hilft, eine bessere Selbstwahrnehmung zu bekommen.

Die Diagnose

Die Diagnose nach den Richtlinien der chinesischen Medizin ergab eine deutliche Disharmonie in den Wandlungsphasen Holz (Funktionskreise Leber/Gallenblase) und Erde (Funktionskreise Milz/Magen) sowie eine grundlegende Schwäche der Wandlungsphase Wasser (Funktionskreise Niere/Blase). Bevor ich darauf eingehe, wie die Behandlungen mit Frau A. verliefen, möchte ich die Mechanismen dieser Disharmonien erklären.

Die Disharmonie zwischen Holz und Erde, ein in unserer Gesellschaft sehr häufig vorkommender Befund, wird in der chinesischen Medizin auch «Holz dringt in die Erde ein» genannt. Damit ist gemeint, daß die Wandlungsphase Holz in einer Weise auf die Wandlungsphase Erde einwirkt, welche die Funktionskreise Milz und Magen beeinträchtigt. Wie kann das geschehen?

Vielleicht erinnern Sie sich daran, daß die Wandlungsphase Holz auf der geistigen Ebene mit Kreativität, Wachstum, Phantasie, aber auch Kontrolle, Planung und Entscheidung assoziiert wird und die ihr zugeordnete Emotion die Wut ist. Frau A. war von Kind an sehr stark in bestimmte Bahnen gelenkt worden, ohne jemals gefragt zu werden, was sie selbst eigentlich will. Während ihrer Kindheit und Jugend waren es ihre Eltern, die sie mit ihren Vorstellungen überfrachteten. Nach ihrer frühen Heirat mit Anfang Zwanzig übernahm ihr Mann diese Rolle. Als Mutter dreier Kinder, Hausfrau und Sekretärin ihres Mannes hatte sie keinen Freiraum für eigene Entwicklungen, wurde immer unglücklicher und schließlich krank.

Was passiert emotional und energetisch, wenn jemand stets in seinen Entfaltungsmöglichkeiten beschränkt wird, wenn nicht er es ist, der sein Leben plant, sondern er von anderen verplant wird? Zunächst einmal wird er wütend. Jedes Kind, dessen Impulse gehemmt werden, versucht, sich dagegen zu wehren. Verlaufen diese Versuche allerdings erfolglos, gibt es je nach Konstitution früher oder später auf, was energetisch zu einer Aufstauung oder Stagnation von Ki im Körper führt. Frau A. z. B. reagierte bereits in ihrer Kindheit mit Migräne, einem Leiden, das typisch für eine Disharmonie der Wandlungsphase Holz ist, auf diese Situation.

Nun kann sich eine solche Ki-Stagnation prinzipiell negativ auf alle Wandlungsphasen auswirken, weil alle Funktionskreise auf den freien Fluß des Ki angewiesen sind, den zu gewährleisten Aufgabe der Leber-Energie ist. Aufgrund der Verbindung der beiden Wandlungsphasen Holz und Erde durch den sogenannten Kontrollzyklus kommt es jedoch besonders häufig zu dem Muster «Holz greift auf Erde über» – und so auch bei Frau A. Symptomatisch zeigte sich dies bei ihr in den unspezifischen Verdauungsbeschwerden, die ein Ergebnis der Störungen der Funktionskreise Magen und insbesondere Milz sind, denen die wichtigsten Verdauungsprozesse obliegen.

Eine Beeinträchtigung der Wandlungsphase Erde hat jedoch nicht nur körperliche Konsequenzen. Die energetische Verfassung der Erde in uns drückt sich u. a. in der Fähigkeit aus, sich einen Platz im Leben zu schaffen, seine Vorstellungen in die Realität umzusetzen – ganz generell in praktisch orientiertem Denken. Frau A. fühlte sich lange Zeit «fehl am Platz». Anstatt darüber nachzudenken, wie sie sich aus dieser Situation befreien könnte, verfiel sie in end- und vor allem fruchtlose Grübeleien, die sie immer stärker deprimierten – eine typische Reaktion für jemanden mit einer Schwäche in der Wandlungsphase Erde.

Wird die Wandlungsphase Erde über längere Zeit geschwächt, so hat dies wiederum Konsequenzen insbesondere für die Wandlungsphase Wasser, die gewissermaßen unser Energiereservoir repräsentiert, da in den Nieren sowohl die vor- als auch die nachgeburtliche Essenz, das Jing, gespeichert werden. Dieses Reservoir bedarf stetigen Nachschubes aus der Ki-Produktion der Wandlungsphase Erde, denn über die Nahrung und die Verdauung bzw. Verwertung der Nahrung nehmen wir den Hauptteil des nachgeburtlichen Ki auf. Ist die Verwertung der Nahrung schlecht, so bedeutet dies über einen längeren Zeitraum gesehen immer auch eine Schädigung der Wasser-Energie. Bei Frau A. zeigte sich diese in den massiven Ängsten, aber auch in den Erschöpfungszuständen, unter denen sie oft litt. Es fehlte ihr an Grundvertrauen in das Leben und in sich selbst sowie an Mut und Lebenswillen – dies alles sind Aspekte der Wandlungsphase Wasser.

Mit Sicherheit spielten bei der Entwicklung von Frau A.s Krankheitsbild nicht nur psychologische, sondern auch konstitutionelle Faktoren eine Rolle. Vieles wies darauf hin, daß die Wandlungsphase Wasser bei ihr konstitutionell schwach war, weshalb sich die Angstsymptomatik so stark ausprägen konnte.

Die Behandlungen

In den Shiatsu-Sitzungen ging es auf verschiedenen Ebenen darum, die Wandlungsphase Erde zu stärken. Zunächst war es auffällig, daß Frau A.s Energie sich primär im oberen Körperbereich befand. Ihre Beine und Füße nahm sie nur wenig war, und sie fühlten sich eher kühl an, während die Schulterpartie, der Nacken und der Kopf meist im Zentrum ihrer Aufmerksamkeiten standen und oft überhitzt waren. Sobald ich mich Leitbahnen am Nacken oder am Kopf widmete, bestand die Gefahr, daß sich dieses Ungleichgewicht noch verstärkte und sie Kopfschmerzen bekam. Erst nachdem wir uns einige Sitzungen lang fast ausschließlich mit dem unteren Körperbereich und vorwiegend mit den Milz-, Magen-, Nieren- und Blasen-Leitbahnen beschäftigt und sozusagen eine «Basis» geschaffen hatten, war es möglich, die Spannungen im oberen Bereich zu lösen und Ki nach unten abzuleiten.

Im Laufe der Zeit begann es, im Verdauungstrakt während der Behandlungen immer stärker zu arbeiten. Zunächst empfand Frau A. starke Widerstände gegen die laut hörbaren Geräusche der Darmperistaltik. Schließlich begann sie aber doch, «zuzuhören», und es stellte sich heraus, daß eine ganz deutliche Verbindung zwischen ihrer verspannten Schulter-Nacken-Partie und ihrem rumorenden Bauch bestand. Frau A. war ja psychotherapeutisch erfahren, und wir hatten schon öfter darüber gesprochen, daß ihre Beschwerden sicher nicht nur mit Angst, sondern auch mit unterdrückter Wut zu tun hätten. Rational betrachtet leuchtete ihr das zwar ein, sie konnte jedoch kein Gefühl dazu entwickeln. Als ich irgendwann die Gallenblasen-Leitbahn im Nacken und am Kopf behandelte und sich die Spannungen in dieser Region lösten, spürte sie jedoch plötzlich die Verbindung zwischen der «Angst im Nacken» und der «Wut im Bauch». In dem Maße, in dem die Spannung im Nacken nachließ, konnte das im Bauchraum stagnierte Ki in die Beine fließen, und sie hatte den Impuls, mit den Beinen aufzustampfen.

Zunächst war ihr dieses neue Gefühl von Vitalität und Kraft etwas unheimlich, und es verlor sich auch immer wieder. Nach vielen Sitzungen jedoch, in denen sie erneut Zugang dazu bekam, vermochte sie es soweit zu stabilisieren, daß sie auch in Alltagssituationen darauf zurückgreifen konnte. Natürlich gab es weiterhin Situationen, in denen sie in alte Muster zurückfiel – und abends Nackenschmerzen und Blähungen hatte. Sie konnte die Zusammenhänge jedoch nach und nach besser erkennen und Einfluß darauf nehmen.

Indikationen und Kontraindikationen

Obwohl es aus dem bisher Gesagten bereits deutlich hervorge-
gangen ist, möchte ich an dieser Stelle noch einmal betonen, daß
Shiatsu sich diagnostisch und therapeutisch nicht an westlich definierten Krankheitsbildern orientiert. Eine Auflistung solcher
Krankheitsbilder verfehlt deshalb in gewisser Weise den Ansatz
des Shiatsu. Wenn ich Ihnen im folgenden dennoch einige Indikationen und Kontraindikationen aufzähle, so unter dem Vorbe-
halt, daß letztlich nur eine energetische Diagnose wirklich etwas
darüber aussagen kann, ob Shiatsu indiziert ist oder nicht.

Des weiteren spielt auch die psychische Disposition einer Person eine nicht unwichtige Rolle. Auch wenn ich den positiven
Einfluß von Berührung auf die Gesundheit schon mehrfach
gerühmt habe, so muß ich doch einschränkend bemerken, daß
die körperliche Nähe, die bei einer Shiatsu-Behandlung entsteht,
nicht immer und für jedermann/-frau das Richtige ist. Aus meiner eigenen Praxis, in der ich neben Shiatsu auch Akupunktur
praktiziere, weiß ich, daß es keineswegs nur die «äußeren» Indikationen sind, die mir entweder Shiatsu oder Akupunktur geeignet erscheinen lassen. Oftmals sind es auch die Personen und
deren aktuelle Situation, die den Ausschlag dafür geben, zu welcher Therapiemethode ich ihnen rate.

Indikationen
Als konkrete Anhaltspunkte nenne ich Ihnen hier einige Krank-
heitsbilder, die erfahrungsgemäß gut auf Shiatsu ansprechen:
- Funktionsstörungen des Bewegungsapparates wie z. B. Rük-
  kenschmerzen, Schulter-Nacken-Probleme etc.
- Spannungskopfschmerzen und Migräne
- Psychosomatische und funktionelle Erkrankungen wie z. B.
  Störungen des Verdauungstraktes oder asthmatische Be-
  schwerden

- Menstruationsbeschwerden
- Erschöpfung, Schlaflosigkeit, Nervosität
- Neigung zu chronischen Infekten (Immunschwäche)
- emotionale / psychische Probleme

Kontraindikationen

Es gibt für das Shiatsu kaum absolute Kontraindikationen. In der Regel sind es weniger der therapeutische Ansatz und das Wirkungsspektrum des Shiatsu als solche, von denen die Kontraindikationen abhängen, als vielmehr die Fähigkeiten bzw. Grenzen der Therapeuten. Damit will ich nicht sagen, Shiatsu könne prinzipiell alle Leiden heilen. Es kann jedoch auch bei sehr schweren Erkrankungen unterstützend eingesetzt werden. So gibt es z. B. Therapeuten, die an Aids erkrankte Klienten behandeln oder in der Sterbebegleitung damit arbeiten. Erfolgversprechende Bereiche, in denen Shiatsu in Verbindung mit anderen Therapieformen eingesetzt wird, sind außerdem der Drogenentzug sowie psychosomatische und psychiatrische Kliniken.

Die im folgenden genannten Kontraindikationen werden jedoch den Absolventen von Shiatsu-Schulen in der Regel mit auf den Weg gegeben, und für Anfänger sollten sie auch Geltung haben, da es sich hier auf jeden Fall um schwierige Bereiche handelt.

- Akute entzündliche Prozesse und fieberhafte Erkrankungen
- Knochenbrüche und frische Verletzungen
- Krebserkrankungen mit Knochenmetastasen
- starke Osteoporose
- schwerwiegende psychische Störungen, insbesondere Psychosen.

Der Weg in die Shiatsu-Praxis

Wer sich dazu entschlossen hat, Shiatsu-Behandlungen zu nehmen, ohne bereits einen Shiatsu-Praktiker zu kennen, der steht vor dem Problem der Therapeutensuche. So mancher gute Entschluß gerät wieder ins Wanken, wenn die Suche sich schwierig gestaltet, weil man nicht so recht weiß, an wen man sich überhaupt wenden könnte und einem außerdem die Kriterien für die Auswahl eines kompetenten Therapeuten fehlen. In diesem Kapitel möchte ich Ihnen deshalb einige praktische Tips und Informationen bezüglich Therapeutensuche geben und Sie außerdem über Behandlungsdauer und -frequenz sowie Kosten und Abrechnungsmöglichkeiten informieren.

Wie finden Sie einen geeigneten Shiatsu-Therapeuten?

Auf welchen Wegen kann man nun also nach einem Shiatsu-Therapeuten suchen? Im Branchentelefonbuch finden höchstens die Großstädter unter der Rubrik «Shiatsu» einen Eintrag. Diese haben außerdem die Möglichkeit, bei einer Shiatsu-Schule in ihrer Stadt – es gibt mittlerweile in fast allen größeren Städten Shiatsu-Ausbildungen – anzurufen, um sich Adressen von Absolventen geben zu lassen. Ansonsten kann man sich natürlich in seinem Bekanntenkreis durchfragen, Faltblätter in Bioläden und esoterischen Buchhandlungen studieren sowie Stadtzeitungen nach Anzeigen durchforsten. Je nachdem, ob man in der Stadt oder auf dem Land lebt, mag die Ausbeute sehr groß, ja vielleicht zu groß sein, oder auch gleich Null.

Für jemanden, der keine persönliche Empfehlung bekommt, ist die Therapeutensuche allemal ein schwieriges Unterfangen, denn leider bieten auch manchmal Praktiker Behandlungen an, die ihr Wissen an einigen wenigen Wochenenden erworben haben und über keine fundierte Ausbildung verfügen. Wenn Sie also über eine Anzeige, ein Faltblatt oder ähnliches zu einem Therapeuten kommen, scheuen Sie sich nicht, ihn nach seiner Ausbildung und seinem beruflichen Background zu fragen. Es sind Ihre Zeit und Ihr Geld, die Sie investieren!

Wem diese Art der Suche nicht liegt, und wer für die Ausbildungsqualität seines Therapeuten eine Gewähr haben möchte, der hat auch die Möglichkeit, sich von den Dachverbänden bzw. Gesellschaften für Shiatsu in Deutschland Therapeutenlisten sowie Adressen von anerkannten Schulen zuschicken zu lassen. Da es (noch) relativ viele Absolventen von anerkannten Schulen gibt, die keine Mitglieder der Shiatsu-Gesellschaften sind, kann man darüber hinaus bei in Frage kommenden Schulen nach deren Absolventenlisten fragen. Im Anhang dieses Buches finden Sie deshalb sowohl die Adressen der Shiatsu-Gesellschaften im deutschsprachigen Raum als auch die Adressen einiger großer, überregional arbeitender Schulen (siehe hierzu: Adressen, S. 227 f.)

Den richtigen Therapeuten zu finden ist immer schwierig – egal, ob es um einen Arzt, einen Psychotherapeuten, einen Heilpraktiker oder einen Shiatsu-Therapeuten geht. Ob ein Therapeut für einen bestimmten Menschen der «richtige» ist, hängt nicht nur von seiner fachlichen Kompetenz ab, sondern immer auch davon, inwieweit die Kommunikation zwischen den beiden Individuen, die da aufeinandertreffen, gelingt. Egal, wie viele Zertifikate jemand vorzuweisen hat: Wenn Sie sich bei ihm nicht wohl fühlen, sich nicht öffnen können, ist es nicht der richtige Therapeut für Sie. Bei allen Formen der Therapie, in denen der persönliche Kontakt von großer Bedeutung ist – so auch beim Shiatsu –, sollte man über solche Gefühle nicht hinweggehen, weil sie zweifellos über Therapieerfolg oder -mißerfolg mit entscheiden.

Behandlungsdauer und -frequenz

Wie lange und wie häufig man zur Shiatsu-Behandlung gehen sollte, läßt sich pauschal nicht beantworten, weil es ganz davon abhängt, mit welcher Motivation jemand zur Behandlung kommt. Für jemanden, der gerade im Prüfungsstreß ist und sich momentane Unterstützung wünscht, mögen zwei oder drei Sitzungen genügen, um sich etwas Entlastung zu verschaffen. Wer unter chronischen Beschwerden leidet und grundsätzliche Veränderungen anstrebt, für den kann eine viele Monate bis Jahre dauernde Behandlung angemessen sein.

Grundsätzlich kann man sagen, daß, wer tiefgreifendere Veränderungen seiner energetischen Struktur erreichen möchte, unter zehn Sitzungen nicht anzufangen braucht. Im Einzelfall und in Kombination mit anderen Therapiemethoden mag sich vielleicht auch in kürzerer Zeit etwas Entscheidendes tun. In der Regel jedoch kann eine Anzahl von weniger als zehn Sitzungen zwar momentane Erleichterung bzw. Verbesserung des Befindens bewirken, mehr jedoch nicht.

Bemerkt der Klient allerdings nach fünf bis maximal zehn Sitzungen keinerlei Veränderungen bzw. Verbesserungen seines Befindens, sollte man ernsthaft darüber nachdenken, ob Shiatsu für ihn zum momentanen Zeitpunkt wirklich die Therapie der Wahl ist, oder ob er nicht mit einer anderen Therapieform besser bedient wäre.

Was die Behandlungsfrequenz angeht, so ist freilich auch diese abhängig von der individuellen Situation und Motivation des Klienten. Es empfiehlt sich jedoch, mit einer wöchentlichen Frequenz zu beginnen und bei einer längeren Behandlungsdauer später eventuell auf einen vierzehntägigen Rhythmus oder auch größere Abstände überzugehen. Eine gute Möglichkeit für Menschen, die bereits eine längere Behandlungssequenz hinter sich haben, ist es außerdem, entweder in unregelmäßigen Abständen

oder regelmäßig z. B. zum Wechsel der Jahreszeiten zu einer pro-
phylaktischen Sitzung zu kommen.

Sowohl in bezug auf die Behandlungsdauer als auch auf die
Behandlungsfrequenz ist es wichtig, daß Therapeut und Klient
sich darüber verständigen, welches «Therapieziel» angestrebt
werden soll. Geht es um kurzfristige Entspannung? Wollen Sie
ein bestimmtes Symptom loswerden? Oder möchten Sie ein anderes Verhältnis zu Ihrem Körper entwickeln und konditionierte
Bewegungs- und Verhaltensmuster verändern? Ist Shiatsu dabei
die einzige Unterstützung, die Sie sich holen, oder betrachten Sie
es als ergänzende Therapieform, sei es nun zu schulmedizinischen, psychotherapeutischen oder anderen ganzheitlichen Therapieverfahren? Wie lange und wie oft Sie zur Shiatsu-Behandlung gehen sollten, hängt ganz davon ab, wie Ihre Antworten auf
diese Fragen ausfallen.

Da sich Therapieziele oft im Laufe der Therapie verändern, ist
es wichtig, sich diese Fragen immer wieder aufs neue zu stellen –
auch dies ist ein Merkmal der professionellen Therapie.

Kosten und Abrechnungsmöglichkeiten

Eine Shiatsu-Sitzung dauert ca. 60–90 Minuten, je nachdem,
wieviel Zeit der Therapeut dem Gespräch und dem Nachruhen
einräumt (die Behandlung selbst nimmt ca. 50–60 Minuten in
Anspruch). Die Kosten für Shiatsu-Sitzungen sind recht unterschiedlich und betragen bei professionellen Therapeuten zwischen 60,- und 110,- DM (in Österreich und der Schweiz sind
die Preise vergleichbar). Bei sehr renommierten Therapeuten
bezahlt man eventuell noch mehr; Shiatsu-Schüler, die nach Klienten suchen, bieten oft auch günstigere Tarife an.

Was die Kostenerstattung durch Krankenversicherungen angeht, so gibt es keine einheitliche Praxis. In Deutschland ist es
bislang sehr schwierig, sich die Kosten für Shiatsu erstatten

zu lassen, und es bedarf eines erheblichen persönlichen Engagements. Dann jedoch ist es sogar möglich, daß gesetzliche Krankenkassen Behandlungskosten übernehmen. Insbesondere dann, wenn ein Arzt bereit ist zu bestätigen, daß schulmedizinische Versuche, etwa chronische Kopfschmerzen oder Rückenbeschwerden zu heilen, fehlgeschlagen und von Shiatsu-Behandlungen gute Erfolge zu erwarten sind, bestehen durchaus Chancen auf Kostenübernahme, wenngleich im Zeichen der Gesundheitsreform derzeit gerade im Bereich der Alternativ- und Präventivmedizin sehr gespart wird.

Grundsätzlich etwas günstiger ist die Situation bei privaten Krankenversicherungen. Diese bestehen zwar meistens darauf, daß der Shiatsu-Therapeut entweder Heilpraktiker, Physiotherapeut oder Arzt ist, sind dann jedoch oft bereit, zumindest einen Teil der Kosten zu übernehmen. Sowohl bei gesetzlichen als auch bei privaten Versicherungen sollte man sich von einer ersten Ablehnung nicht entmutigen lassen. Schon so manches persönliche Gespräch mit einem Sachbearbeiter, der vorher gar nicht wußte, was Shiatsu ist, hat dazu geführt, daß ein Antrag auf Kostenübernahme doch bewilligt wurde. So mühsam einem das vielleicht auch erscheinen mag, es ist auf jeden Fall auch ein Weg, Shiatsu und andere alternative Heilverfahren bei denen, die unser Gesundheitswesen verwalten, bekannter zu machen und insofern auch ein Stück politischer Arbeit, das jeder einzelne leisten kann, auch wenn es im Einzelfall freilich nicht immer von Erfolg gekrönt ist.

In Österreich ist die Situation noch schlechter, da es dort keine Heilpraktiker gibt und ausschließlich Ärzte mit den Krankenkassen abrechnen können. Laut Auskunft des Dachverbandes in Österreich kann eine Kostenübernahme von Shiatsu deshalb höchstens dann erfolgen, wenn es von einem Arzt oder einem Psychotherapeuten ausgeübt wird.

In der Schweiz sieht die Situation erfreulicherweise anders aus. Im Rahmen eines Gesundheitsprophylaxe-Programmes übernehmen dort Zusatzversicherungen zur normalen Krankenversicherung bis zu zwölf Shiatsu-Behandlungen im Jahr. Je nach Versicherungsgesellschaft und nach Indikation werden 50 bis 90 Prozent der Kosten erstattet. Davon kann man in Deutschland oder Österreich freilich in absehbarer Zeit nur träumen!

Selbsthilfe-Shiatsu

Vorbereitungen

Bevor wir zur eigentlichen Shiatsu-Praxis kommen, möchte ich Sie theoretisch und praktisch mit den wichtigsten Behandlungsprinzipien des Shiatsu vertraut machen. Vorab außerdem noch ein paar Worte zum äußeren Arrangement einer Shiatsu-Behandlung.

Das äußere Arrangement

Die Unterlage und der Platz

Idealerweise benutzt man für das Shiatsu einen dünnen, festen Futon, der ca. 2 m lang und mindestens 1,40 m breit ist. Auf einem Lager aus Yogamatten oder Decken behandelt es sich jedoch genauso gut. Wichtig ist dabei lediglich, daß die Unterlage einerseits nicht zu hart ist, weil dies für den Liegenden, aber auch für die Knie des Behandelnden unbequem bzw. strapaziös werden kann. Andererseits darf sie aber auch nicht zu weich sein, da der Behandelnde sonst keinen Halt findet und der Liegende in die Unterlage gedrückt wird, ohne daß der Druck bei ihm selbst gut ankommt. Wenn Sie also keinen Shiatsu-Futon besitzen, sollten Sie ein wenig experimentieren mit der Anzahl oder der Art der Decken, die Sie als Unterlage benutzen, bis Sie sich wirklich damit wohl fühlen.

Achten Sie auf jeden Fall darauf, daß Sie als Behandelnder genügend Platz haben, um sich frei um den Liegenden herum zu bewegen. Sowohl unterhalb der Füße als auch oberhalb des Kopfes und natürlich auch zu den Seiten hin sollten Sie bequem sitzen bzw. sich gut bewegen können, so daß die freie Fläche, die Sie insgesamt zur Verfügung haben, mindestens 3 m x 2,50 m betragen sollte.

Kissen und Decken

Legen Sie ein paar verschieden große Kissen und eine Decke bereit. Für viele Menschen, die Probleme mit der Halswirbelsäule haben, ist es unbequem, ohne Kopfkissen auf dem Rücken zu liegen, und manche brauchen zur Entlastung des unteren Rückens ein Kissen oder eine Decke unter den Knien. Für die Seitenlage empfiehlt es sich außerdem, sowohl den Kopf als auch ein Bein mit einem Kissen zu unterstützen. Dabei gilt stets die Regel, daß es für den Liegenden bequem sein soll, man jedoch auch nicht mehr Kissen benutzen sollte als wirklich nötig. Bei der Beschreibung der einzelnen Behandlungspositionen werde ich auf verschiedene Möglichkeiten, Kissen und Decken einzusetzen, genauer eingehen.

Die Bekleidung

Sowohl der Liegende als auch der Behandelnde sollte bequeme, nicht einengende und gut dehnbare Kleidung wie Leggings, Jogginghosen, Sweatshirts oder dünne Pullover und Socken aus Baumwolle oder Wolle (Naturtextilien) tragen. Für den Liegenden ist es wichtig, warm genug bekleidet zu sein. Auch im Sommer empfiehlt es sich, Kleidung zu tragen, die Arme und Beine bedeckt, und zwar einerseits wegen der drohenden Auskühlung, andererseits aber auch deshalb, weil der Behandelnde auf vom Schweiß feuchter Haut leicht abrutschen kann.

Derjenige, der behandelt wird, sollte auf jeden Fall allen Schmuck ablegen, da dieser bei der Behandlung stört. Für den Behandler reicht es, wenn er Ringe, Armbänder und Armbanduhr abnimmt, mit denen er seinen Partner verletzen könnte. Er sollte darüber hinaus auch darauf achten, daß seine Fingernägel nicht zu lang sind, weil dies beim Einsatz von Daumen- oder Fingerdruck sehr unangenehm sein kann.

Vorbereitung des Raumes

Da der Behandelte dazu neigt, während der Behandlung auszukühlen, ist es wichtig, den Raum, in dem Sie Shiatsu durchführen, gut zu beheizen. Achten Sie aber auch darauf, daß es nicht zu stickig wird, und lüften Sie den Raum vor der Behandlung gut.

Es spielt keine Rolle, wie Sie den Raum im einzelnen gestalten. Für manchen ist es hilfreich, eine Duftlampe mit entspannenden ätherischen Ölen anzuzünden, ein anderer hat gerne ruhige Meditationsmusik im Hintergrund, und wieder ein anderer bevorzugt einen kahlen Raum, in dem er durch nichts abgelenkt wird. Wichtig ist, daß Sie sich in dem Raum wohl fühlen und sich gut auf das Shiatsu konzentrieren können. Ihr Telefon oder andere Störquellen sollten Sie vor der Behandlung auf jeden Fall aus dem Raum verbannen.

Essen

Da beim Shiatsu sehr häufig Druck auf den Bauchraum ausgeübt wird, sollten Sie wenigstens ab einer Stunde vor der Behandlung keine schweren oder größeren Mahlzeiten mehr zu sich nehmen.

Die wichtigsten Behandlungsprinzipien

Es gibt sehr viele Shiatsu-Techniken, und für einen professionellen Shiatsu-Therapeuten sollte es eine Selbstverständlichkeit sein, über ein großes Repertoire an Möglichkeiten zu verfügen. Für Anfänger und im Rahmen des Selbsthilfe-Shiatsu ist es jedoch sehr viel wichtiger, die Grundprinzipien zu erlernen und sich nicht in komplizierten Techniken zu verlieren. Die wichtigsten Grundprinzipien möchte ich Ihnen jetzt vorstellen.

Entspannung

Entspannung ist ein zentraler Begriff beim Shiatsu: Entspannung vor der Behandlung, während der Behandlung, nach der Behandlung. Entspannung natürlich für denjenigen, der behandelt wird, aber ebenso für den Behandelnden. Doch was bedeutet Entspannung eigentlich? Westliche, von Anspannung geplagte Menschen assoziieren mit Entspannung häufig einen völlig spannungslosen Zustand, ein «In-den-Seilen-Hängen», «Vor-sich-hin-Träumen». In den östlichen Lebenskünsten, seien es nun Meditation, Yoga, Qigong oder Shiatsu, bedeutet Entspannung hingegen etwas ganz anderes: Auf der körperlichen Ebene zeigt sich die hier gemeinte Entspannung in einem guten, ausgeglichenen Tonus der Muskulatur und einer tiefen, ruhigen Atmung; auf der geistigen Ebene als Konzentration, Wachheit und Aufmerksamkeit.

In Zen-Kreisen wird oft die Katze als Beispiel für Entspannung herangezogen: Eine Katze, die in Erwartung ihrer Beute stundenlang vor einem Mauseloch sitzen kann, ist in dem beschriebenen Sinne völlig entspannt. Ihre Muskulatur ist locker, aber keineswegs lasch, jederzeit bereit, zum Sprung anzusetzen. Obwohl sie schläfrig wirken mag, ist ihre Aufmerksamkeit ganz präsent. Nur wenn sie unmittelbar auf das Erscheinen der Maus reagiert, hat sie eine Chance, sie zu erwischen.

Entspannt zu sein beim Shiatsu heißt für den Behandelnden genau dies: präsent und reaktionsfähig zu sein. Es heißt, den eigenen Körper von Anspannungen zu befreien, die anstrengend und für die Wahrnehmung hinderlich sind. Wer beim Behandeln Mühe mit seinem eigenen Rücken oder seinen Beinen hat, ist nur sehr begrenzt in der Lage, auf die Reaktionen seines Partners zu achten. Entspannt zu sein heißt, mit einem Minimum an Kraftanstrengung ein Maximum zu erreichen. Es heißt, seinen Geist zu konzentrieren und während der Behandlung mit seinen Gedanken möglichst genau dort zu sein, wo man gerade mit seinen Händen ist – und nicht bei der letzten Arbeitsbesprechung oder Beziehungsdiskussion.

Druck durch Anlehnen aus dem Hara

Eines der wichtigsten Spezifika des Shiatsu ist die Qualität des Drucks, die durch ein Anlehnen des Behandelnden an den Liegenden und nicht durch Kraft aus der Hand oder dem Arm entsteht. In meiner Shiatsu-Ausbildung hieß es immer «Nicht drücken, nur da sein!» Damit war gemeint, daß wir nicht mit Kraft arbeiten, sondern vielmehr lernen sollten, unser Körpergewicht einzusetzen. Sie werden bei den vorbereitenden Übungen Gelegenheit haben, diese Qualität des Drucks auszuprobieren.

Hier nur ein paar Worte zum Hara, aus dem heraus Sie sich anlehnen sollen: Das Hara, der Bauchraum, gilt in der fernöstlichen Kultur als energetisches Zentrum. In den Kampfkünsten z. B. geht jede Bewegung, die ein Außenstehender vielleicht nur in den Armen oder den Beinen wahrnehmen mag, von hier aus. Bei der Meditation oder beim Qigong sammelt man das Ki in diesem Zentrum.

«Sich aus dem Hara heraus anlehnen» bedeutet, daß der Behandelnde beim Shiatsu seinen Körper so ausrichtet, daß seine Bewegungsrichtung immer der Richtung entspricht, in die sein Hara zeigt und der Impuls jeder Bewegung von hier kommt. Was er mit seiner Hand tut, ist stets verbunden mit seinem Körperzentrum.

Auf die geistige Ebene übertragen heißt dies: Der Behandelnde bleibt in seiner Mitte, auch wenn er sich dem anderen zuwendet. Er gibt Unterstützung, ohne sich zu verausgaben. Vielmehr stärkt und zentriert er sich selbst durch diese Übung.

Senkrechter, anhaltender Druck

Viele Menschen denken, sie könnten die Wirkung ihres Drucks verstärken, indem sie zusätzlich kleine kreisende, massierende

Bewegungen machen und die Richtung des Druckes verändern. Das Gegenteil ist der Fall! Nicht senkrechter Druck, Reibe-, Schüttel- und Vibrationstechniken können zwar dann eingesetzt werden, wenn das Ki an Körperstellen, die eine Jitsu-Qualität aufweisen, zerstreut oder beruhigt werden soll. Da man beim Zen-Shiatsu jedoch dem Kyo sehr viel mehr Aufmerksamkeit schenkt als dem Jitsu, wird in der Hauptsache mit senkrechtem, anhaltendem Druck, der das Ki anzieht und stärkend wirkt, gearbeitet. Die Handfläche, der Daumen oder Ellbogen werden also senkrecht zur Körperoberfläche aufgesetzt.

Wichtig ist dabei außerdem, daß starker Druck niemals plötzlich und ruckhaft ausgeübt wird, sondern daß er sich durch behutsames Anlehnen langsam verstärkt und tiefer geht.

Das Mutter- / Kindhand-Prinzip

Beim Zen-Shiatsu benutzt man fast immer beide Hände, wobei die eine Hand, die Mutterhand, ruht, während die andere, die Kindhand, sich bewegt. Das ist ein großer Unterschied zu den meisten Massagearten und auch zu anderen Richtungen des Shiatsu, bei denen meistens beide Hände aktiv sind und vielfach synchron arbeiten. Die Mutterhand verkörpert das Yin-Prinzip, ist stützend, aufnehmend, passiv, die Kindhand hat Yang-Qualität, ist aktiv, erforschend und arbeitet verbindend. Beide sind gleich wichtig, denn Passivität bedeutet hier nicht, daß die Mutterhand nichts zu tun hätte. Viele Praktiker des Zen-Shiatsu sagen im Gegenteil, die Mutterhand sei sogar wichtiger als die Kindhand, weil sie es ist, die aufnimmt, die zuhört und die tieferen Reaktionen des Liegenden wahrnimmt.

Die Mutterhand vermittelt Vertrauen und Geborgenheit. Sie werden später selbst feststellen, daß ein sehr viel tieferes Einsinken der Kindhand möglich ist, wenn die Mutterhand da ist, ohne daß dies als unangenehm empfunden wird.

Wohlbehagen

Wie stark soll oder darf der Druck beim Shiatsu sein? Soll es weh tun, damit es wirkt? Zunächst einmal muß man dazu sagen, daß einige Schulen mit stärkerem Druck, andere mit schwächerem Druck arbeiten – die individuelle Bandbreite bei den Therapeuten ist hier sehr groß. Schmerzen sollte der Druck jedoch nicht bereiten. Es geht beim Shiatsu nicht darum, muskuläre Panzerungen mit Gewalt zu durchbrechen oder Prozesse der Auflösung solcher Verspannungen zu forcieren, wie dies bei manchen westlichen Formen der Körperarbeit praktiziert wird. Shiatsu ist andererseits aber auch kein «Handauflegen» oder Streicheln.

Ein guter Therapeut geht genau bis an die Grenze, wo die Widerstände beginnen, aber nicht darüber hinaus. An dieser Grenze mag der Klient so etwas wie ein «Wohlweh» empfinden, d. h. einen Schmerz, den er als wohltuend empfindet. In dem Moment jedoch, wo der Druck muskuläre Gegenspannung oder gar ein Anhalten der Atmung provoziert, ist die Grenze überschritten. Anfänger und Laien sollten sich bei ihren Partnern deshalb häufig rückversichern, ob der Druck zu stark oder zu schwach ist, denn es braucht eine ganze Menge Erfahrung, um ein gutes Gespür dafür zu bekommen, wo sich diese Grenze jeweils befindet.

Die Atmung

Es gibt beim Shiatsu keine festen Regeln in bezug auf die Atmung. Wie Sie bei den vorbereitenden Übungen selbst feststellen werden, können Sie sich am besten anlehnen und Druck abgeben, wenn Sie dabei ausatmen. Das heißt allerdings nicht, daß der Druck nur die Länge einer Ausatmungsphase haben darf. Sie können und sollten den Druck vielmehr durchaus manchmal über mehrere Atemzüge lang halten.

Was die Atmung desjenigen angeht, der behandelt wird, so arbeitet man generell bei Dehnungen mit seiner Atmung, d. h., man nutzt die Ausatmung, um ihn in eine Dehnung zu bringen. Bei Behandlungen des Rückens und des Brustkorbes wird es außerdem von vielen Menschen als unangenehm empfunden, wenn man gegen ihren Atemrhythmus arbeitet, sich also anlehnt, wenn sie gerade einatmen wollen. Aus diesem Grunde stimmt man sich bei diesen Abschnitten der Behandlung meist auf den Atemrhythmus seines Partners ein. Dieser gemeinsame Atemrhythmus kann ein intensives, angenehmes Gefühl der Verbundenheit erzeugen. Lassen Sie sich jedoch nicht davon einzwängen. Wenn Sie merken, daß Sie Ihren Rhythmus überzogen haben, machen Sie ein paar Zwischenatmungen, bevor Sie wieder zum gemeinsamen Rhythmus kommen. Gehen Sie spielerisch damit um, und tauschen Sie sich mit Ihrem Partner darüber aus.

Kontinuität

Kontinuität oder Beständigkeit bedeutet beim Shiatsu zum einen, daß man während einer Behandlung, einmal abgesehen von großen Positionsveränderungen wie etwa von der Rücken- in die Bauchlage, immer Körperkontakt zu seinem Partner hält. Um dies zu realisieren, setzt man vielerlei Techniken ein, die fließende Übergänge von einem Körperbereich zu einem anderen schaffen. Professionelle Therapeuten sind in dieser Hinsicht oft geradezu virtuos, aber dies bedarf natürlich langer Übung. Als Laie oder Anfänger sollten Sie sich vor allem auf den kontinuierlichen Kontakt konzentrieren. Wenn Ihnen auch mal die entsprechenden Techniken für Übergänge nicht zur Verfügung stehen, so können Sie doch zumindest immer mit einer Hand Kontakt halten, während Sie sich zu einer anderen Körperstelle bewegen. Auf diese Weise entstehen ein stetiger Behandlungsfluß und ein Gefühl von Ganzheit und Verbundenheit beim Behandelten.

Kontinuität bedeutet in bezug auf die Arbeit mit den Leitbahnen weiterhin, daß man nicht beliebig von einer zur nächsten Leitbahn springt, sondern jeweils die gesamte Leitbahn am Arm oder am Bein behandelt, bevor man sich einer anderen zuwendet.

Körperliche und geistige Haltung

Wie beim Zazen, der Meditationsform des Zen, gehen auch beim Shiatsu körperliche und geistige Haltung Hand in Hand miteinander. Das Schlüsselwort heißt hier wieder Entspannung.

Für die Körperhaltung ist vor allem die natürliche Aufrichtung von Bedeutung. Die Wirbelsäule sollte – egal, ob man sich in Krabbelposition befindet, kniet oder sitzt – stets möglichst gerade, der Rücken entspannt sein.

Die geistige Haltung ist geprägt von Achtsamkeit, Absichtslosigkeit und Respekt. Je weniger Vorstellungen der Behandelnde davon hat, was für den Partner «gut» und «richtig» sei, wie er sich verändern müsse, desto besser kann die Behandlung werden. Worauf es vielmehr ankommt, ist, den anderen in seinem So-Sein anzuerkennen und ihm lediglich Unterstützung anzubieten, anstatt zu versuchen, ihn zu manipulieren.

Diese Grundprinzipien des Shiatsu zu erlernen, ist die wichtigste Aufgabe für jeden, der Shiatsu praktiziert, und das dauert seine Zeit. Ja, im Grunde bleiben sie auch für einen professionellen Therapeuten eine stetige Herausforderung, wenngleich freilich auf einer höheren Ebene. Das Erlernen dieser Prinzipien erfordert viel Aufmerksamkeit und Konzentration, aber auch Gelassenheit und Wohlwollen mit sich selbst. Verbissenes Entspannt-sein-Wollen führt nicht zu Entspannung, Perfektionismus ist hier fehl am Platz. Genießen Sie die Erfahrungen, die Sie mit sich und Ihrem Partner machen, und akzeptieren Sie Ihr Lerntempo.

Vorbereitende Übungen

Die nachfolgenden Übungen helfen Ihnen dabei, ein Gefühl für die Grundelemente der Shiatsu-Technik zu bekommen. Sie lernen, Ihr Körpergewicht zu spüren, zu verlagern und bewußt einzusetzen. Insbesondere das Krabbeln sollten Sie nicht als einmalige Vorübung betrachten, sondern ruhig immer mal wieder in Ihr Tagesprogramm einbauen.

Krabbeln durch den Raum

Begeben Sie sich auf alle viere und krabbeln durch den Raum. Erkunden Sie krabbelnd den ganzen Raum, vielleicht auch die ganze Wohnung – neugierig und entspannt wie ein kleines Kind.

Wahrscheinlich haben Sie das lange nicht getan, und vielleicht erscheint es Ihnen auch ein bißchen albern. Krabbeln ist jedoch eine der besten Vorübungen für das Shiatsu, die zudem lindernd wirkt bei Rückenverspannungen und die Wirbelsäule wunderbar entlastet. Außerdem fördert es das Zusammenspiel

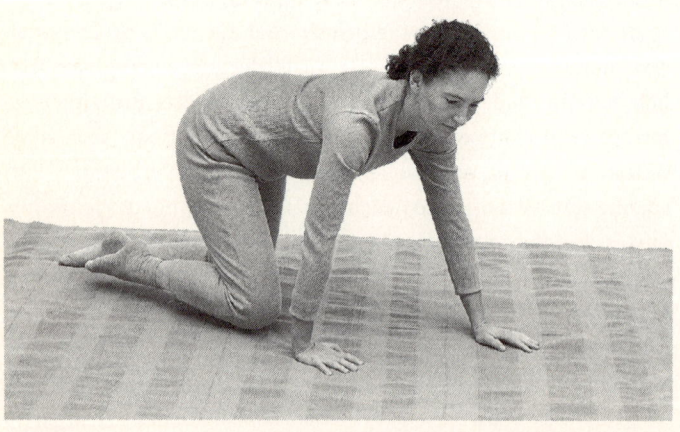

unserer beiden Gehirnhälften, da es ständiger Links/Rechts-Koordination bedarf. Der Rücken ist dabei lang und gerade, der Bauch entspannt, die Atmung unbehindert und tief. Ihr Blick richtet sich gerade nach vorne, so daß die Halswirbelsäule weder zum Brustkorb hin gebeugt noch nach oben gestreckt wird.

Wechseln Sie ab und zu das Tempo und beobachten Sie, wann und wie Sie Ihr Gewicht verlagern und wie Sie die Bewegungen der Arme und Beine miteinander koordinieren. Bei der natürlichen Krabbelbewegung sind Arm- und Beinbewegungen gegenläufig, d. h. dem rechten Arm folgt das linke Bein, dem linken Arm das rechte Bein usw. Auf diese Weise behält man die Balance, ohne an irgendeiner Stelle fest werden und sich anstrengen zu müssen.

Probieren Sie nach einer gewissen Zeit einmal aus, wie es sich anfühlt, im Paßgang zu krabbeln, d. h. dem rechten Arm das rechte Bein und dem linken Arm das linke Bein folgen zu lassen. Was ist der Unterschied zur gegenläufigen Bewegung? Spüren Sie, daß es sehr viel schwerer ist, in diesem Bewegungablauf Balance zu halten und daß Sie deshalb Ihre Rückenmuskulatur fest machen, um ein Kippen zu verhindern?

Kehren Sie wieder zum natürlichen Bewegungsablauf des Krabbelns zurück, und spielen Sie jetzt bewußt mit Ihrem Gewicht, indem Sie sich manchmal etwas weiter nach vorne lehnen, Ihr Gewicht also mehr und mehr in die Hände bzw. vor allem in die vordere Hand bringen, und es dann wieder zurücknehmen.

Wenn Sie keinen weichen Teppichboden in Ihrer Wohnung haben, werden vielleicht nach einiger Zeit Ihre Knie und Ihre Handgelenke schmerzen. Sollte dies der Fall sein, stehen Sie kurz auf und schütteln Arme und Beine aus, bevor Sie die nächste Übung machen.

Über einen Partner krabbeln

Bei dieser Partnerübung legt sich ein Partner bequem bäuchlings auf den Boden, entweder direkt auf einen Teppich oder besser noch auf eine Decke. Der andere Partner bewegt sich erst ein bißchen krabbelnd durch den Raum, um sich in dieser Bewegung sicher zu fühlen, und krabbelt dann langsam über den Partner.

Dabei ist folgendes zu beachten: Wählen Sie beim Krabbeln über Ihren Partner «stabile» Körperregionen wie z. B. die Oberschenkel, das Gesäß, den Kreuzbeinbereich und den mittleren Rücken, und sparen Sie empfindliche Körperteile wie die Kniekehlen, die Waden, die Nierenregion und selbstverständlich auch den Kopf bei Ihren krabbelnden Erkundungen aus. Bewegen Sie sich auf dieselbe Weise weiter wie beim Krabbeln auf dem Boden, und achten Sie darauf, daß Sie sich nicht verspannen, sondern Ihre Hände und Knie ganz weich und natürlich aufsetzen.

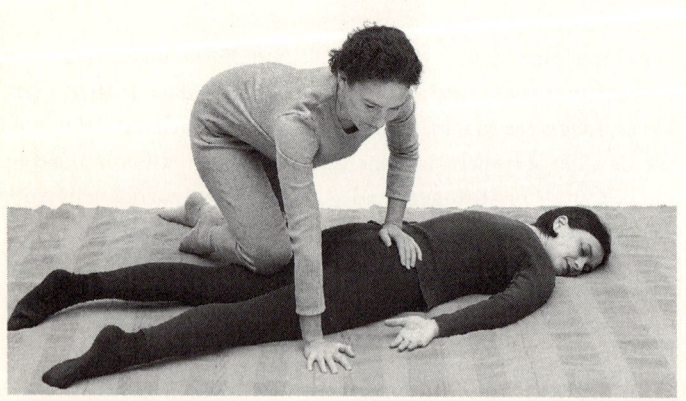

Versuchen Sie, Ihre Hände so zu plazieren, daß Ihr Gewicht in der gesamten Hand und nicht nur im Handballen ankommt, weil dies einen großflächigeren Druck erzeugt, der für den Partner sehr viel leichter anzunehmen ist. Lassen Sie Ihre Unterschenkel ganz locker hinter sich herschleifen, so daß sich der Druck über Knie und Unterschenkel verteilt. Wenn Sie Spannung in die Unterschenkel und Füße bringen, bekommt der Druck mit dem Knie sofort eine sehr viel spitzere, unangenehme Qualität. Ihr Partner wird Ihnen dies bestätigen!

Finden Sie heraus, wieviel Druck Ihr Partner vertragen kann, wieviel er gerne haben möchte. In der Regel versetzt es einen zu Beginn in Erstaunen, daß das sehr viel mehr ist, als man annimmt. Gehen Sie also umsichtig und aufmerksam, aber nicht zu vorsichtig miteinander um.

An ein Kissen anlehnen

Für diese Übung brauchen Sie ein möglichst festes, nicht zu kleines Kissen. Ideal sind runde Meditationskissen, aber Sie können auch ein anderes, gut gefülltes Sitzkissen, ein Armpolster Ihres Sofas oder ähnliches benutzen.

Begeben Sie sich in den Vierfüßlerstand, Hände und Knie etwa schulterbreit bzw. hüftbreit voneinander entfernt, und stützen sich mit Ihren Händen auf das Kissen oder Polster.

Verlagern Sie jetzt Ihr Gewicht langsam nach vorne, so daß sie mehr und mehr von Ihrem Körpergewicht über Ihre Hände auf das Kissen übertragen, und verlagern Sie es dann wieder mehr nach hinten auf die Knie. Spielen Sie mit dieser Bewegung, und verändern Sie auch mal den Abstand zwischen Ihren Knien und dem Kissen, indem Sie mit den Beinen nach hinten rutschen.

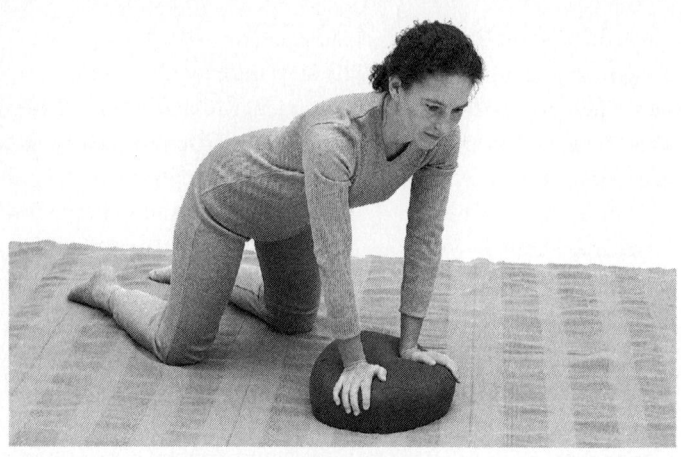

Achten Sie bei dieser Übung darauf, daß Sie nicht ins Hohlkreuz gehen. Stellen Sie sich vor, daß Ihr Steißbein ganz schwer
ist und nach unten zieht, als ob Sie einen Dinosaurierschwanz
hätten. Lassen Sie den Impuls der Bewegung nach vorne oder
nach hinten von Ihrem Hara, Ihrer Körpermitte ausgehen. Die
Arme bleiben während der gesamten Zeit locker gestreckt. Wenn
Sie die Ellbogen beim Aufstützen beugen, können Sie Ihr Gewicht nicht gut auf die Hände übertragen. Stellen Sie sich vor,
wie das Ki beim Anlehnen vom Hara über den Brustkorb und die
Arme in die Hände fließt, und spüren Sie die energetische Verbindung zwischen Ihrem Hara und Ihren Händen. Wenn Sie sich
wieder nach hinten bewegen, lassen Sie das Ki in Ihrer Vorstellung zum Hara zurückfließen.

Wenn Sie es nicht schon automatisch getan haben, setzen Sie
Ihre Atmung ein, indem Sie sich beim Ausatmen nach vorne lehnen und beim Einatmen wieder nach hinten bewegen. Machen
Sie diese Übung einige Male, bis Sie das Gefühl haben, daß Sie
sie entspannt durchführen können.

118

Mit beiden Händen anlehnen

Bei dieser Übung liegt ein Partner in Bauchlage auf einer bequemen Unterlage (Futon oder Decken). Der andere Partner macht im Grunde dieselbe Übung wie zuvor mit dem Kissen, nur daß er seine Hände jetzt auf dem liegenden Partner abstützt.

Begeben Sie sich in Krabbelposition und plazieren Sie Ihre Hände auf dem Rücken Ihres Partners, die eine im Kreuzbeinbereich, die andere auf dem mittleren Rücken. Entspannen Sie Ihre Finger und Handflächen, so daß wirklich beide Hände ganz aufliegen und sich an den Körper des liegenden Partners anschmiegen. Verlagern Sie beim Ausatmen vom Hara aus Ihr Gewicht nach vorne bis in die Hände und lehnen Sie sich an Ihren Partner an. Dieser hat jetzt die Aufgabe, Ihnen rückzumelden, ob ihm der Druck angenehm, zu leicht oder zu stark ist.

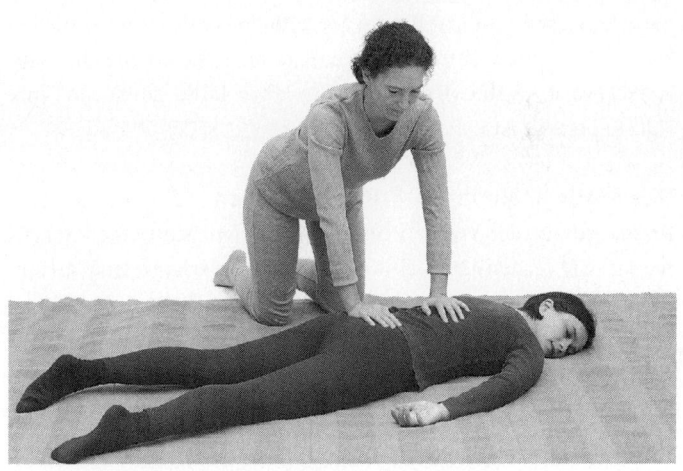

Wenn Sie wollen, können Sie Ihren Atemrhythmus mit dem Ihres Partner synchronisieren, d. h. einen gemeinsamen Rhythmus mit ihm finden. Es bietet sich an, dies zu tun, wenn man am Rücken arbeitet, da man besser einsinken kann, wenn der Partner ausatmet. Es ist dies jedoch kein Muß, außer wenn sich Ihr Partner durch Ihren Druck bei der Atmung behindert fühlt (siehe hierzu: Die Atmung, S. 111 f.).

Ob Sie sich nun mit der Atmung Ihres Partners anlehnen oder unabhängig davon: Bleiben Sie ruhig ein paar Atemzüge lang vorne, bevor Sie Ihr Gewicht bei Ihrer eigenen Einatmung wieder nach hinten verlagern.

Spielen Sie mit der Gewichtsverlagerung, und variieren Sie den Abstand zwischen Knien und Händen wie bei der vorigen Übung mit dem Kissen. Je größer dieser Abstand wird, desto größer wird auch das Gewicht, das Sie abgeben können. Achten Sie darauf, daß Sie ganz entspannt bleiben und Ihre Atmung natürlich fließt. Kontrollieren Sie immer wieder, wie es insbesondere um Ihren unteren Rücken – denken Sie an den Dinosaurierschwanz –, Ihre Unterschenkel, Ihre Füße sowie um Ihre Hände bestellt ist.

Das Mutter-/Kindhand-Prinzip erproben

Basierend auf der vorigen Übung, gehen wir nun einen Schritt weiter: Sie lernen jetzt, eine Hand als Mutterhand und die andere als Kindhand zu benutzen.

Begeben Sie sich wieder in Krabbelposition und legen Sie beide Hände auf den Rücken Ihres Partners, die eine auf das Kreuzbein, die andere etwas weiter oben auf dem Rücken. Verlagern Sie Ihr Gewicht nach vorne und nach hinten wie gehabt, wandern Sie dann mit der weiter oben liegenden Hand Stück für Stück bis auf Schulterblatthöhe hoch und üben Sie jeweils erneut Druck aus. Lassen Sie dabei die am Kreuzbein liegende Hand unverändert an ihrem Platz. Diese stabil liegende Hand ist jetzt die Mutterhand, die wandernde Hand die Kindhand. Wandern Sie mit der Kindhand mehrmals von unten nach oben und wieder zurück.

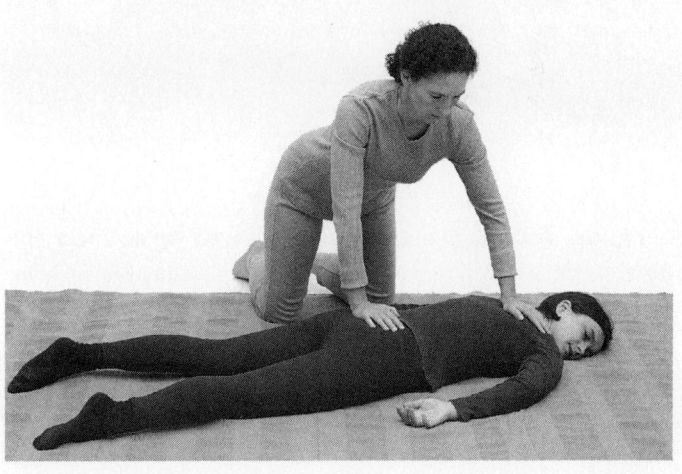

Legen Sie dann die bisher als Kindhand arbeitende Hand auf eine gute Stelle im Kreuzbeinbereich und wandern mit der anderen kontinuierlich die Beinrückseite nach unten. Je nachdem, wie groß Sie bzw. Ihr Partner sind, können Sie mit Ihrer Kindhand bis zum Fuß wandern, während die Mutterhand auf dem Kreuzbein bleibt. In der Regel funktioniert dies jedoch nicht, und Sie müssen die Position der Mutterhand zumindest einmal verändern und sie oberhalb der Kniekehle auf dem Oberschenkel plazieren, wenn Sie den Fuß erreichen wollen.

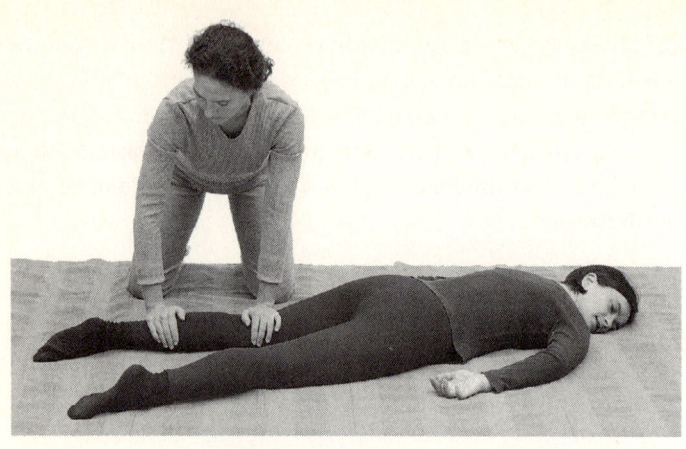

Mutter- und Kindhand sind dann zu weit voneinander entfernt, wenn Sie Ihr Gewicht nicht mehr gleichmäßig in beide Hände verlagern können oder sich nicht mehr in der Position wohl fühlen. Finden Sie heraus, wie groß die Entfernung zwischen Mutter- und Kindhand für Sie sein darf.

Erinnern Sie sich daran, daß beide Hände gleich wichtig sind, und achten Sie darauf, sich weiterhin mit Ihrer Mutterhand anzulehnen, auch wenn die Kindhand zunächst wahrscheinlich Ihre Aufmerksamkeit stärker in Anspruch nehmen wird.

Lassen Sie zwischendurch einmal die Mutterhand weg und wandern Sie mit beiden Händen, um den Unterschied zu spüren. Fragen Sie auch Ihren Partner, wie er den Unterschied wahrnimmt.

Grundtechniken zur Behandlung

In diesem Kapitel werde ich Ihnen einfache Shiatsu-Grundtechniken und Behandlungsabläufe vermitteln, die Sie dazu befähigen, in Ihrem Freundes- oder Familienkreis Shiatsu zu praktizieren. Ich möchte noch einmal betonen, daß es dabei nicht um die Behandlung von Krankheiten geht, sondern vielmehr um Entspannung, energetischen Ausgleich und Gesundheitsvorsorge. Nutzen Sie Shiatsu, um Ihre Körperwahrnehmung zu verbessern, um sich selbst und Ihre Partner besser kennenzulernen. Und wenn dabei im Laufe der Zeit auch einige Ihrer Alltagsbeschwerden verschwinden oder gelindert werden – um so besser.

Vorab noch ein paar Worte zum Aufbau dieses Teils und dazu, wie Sie mit dem Lernen am besten vorgehen sollten:

• *Mit welcher Position sollten Sie beginnen?*

Professionelle Shiatsu-Therapeuten beginnen eine Behandlung meistens in der Rückenlage, da die Hara-Diagnose ihnen als Ausgangspunkt dient. Für Sie als Anfänger und Laien empfiehlt es sich jedoch, mit dem Rücken zu beginnen und in einem Körperbereich Erfahrungen zu sammeln, der in der Regel weniger empfindlich ist als die Körpervorderseite. Aus diesem Grund habe ich zunächst eine Behandlung in Bauchlage beschrieben. Dieser Beginn ist jedoch nicht zwingend, und wenn Ihr Partner – aus welchen Gründen auch immer – nicht auf dem Bauch liegen kann, können Sie auch mit der Seiten- oder der Rückenlage anfangen.

• *Probieren Sie nicht zuviel auf einmal aus!*

Wie auch immer Sie beginnen: Lassen Sie es am Anfang bei einer Position bewenden, und versuchen Sie nicht, gleich alle beschriebenen Positionen und Techniken in Ihre erste Sitzung zu packen. Obwohl Shiatsu den großen Vorteil hat, auch für den Behandelnden wohltuend zu sein, ist es am Anfang anstrengend, die ungewohnten Haltungen und Bewegungsabläufe zu erlernen. Fast jeder hat zu Beginn Schwierigkeiten mit eingeschlafenen Füßen, schmerzenden Knien, Verkrampfungen im Rücken oder schmerzenden Daumen. Überfordern Sie sich nicht, sondern gehen Sie achtsam mit sich um. Behandeln Sie generell nicht länger als circa eine Stunde. Weniger ist oft mehr!

• *Auf welcher Körperseite sollten Sie beginnen?*

Rechtshänder bevorzugen es im allgemeinen, sich zu Beginn links von Ihrem Partner zu setzen, und aus diesem Grund habe ich den Ablauf der Behandlungen stets so beschrieben. Im Grunde ist es jedoch völlig beliebig, ob Sie links oder rechts beginnen, und Sie können dies später gerne abwandeln. Bei Ihren ersten Versuchen sollten Sie sich aber an den beschriebenen Ablauf halten, weil Sie sonst mit Sicherheit durcheinander geraten, wenn Sie links und rechts immer vertauschen müssen.

• *Beachten Sie die Behandlungsprinzipien und bewegen Sie sich natürlich!*

Ich habe versucht, die Behandlungsabläufe möglichst einfach und präzise zu beschreiben. Was sich jedoch nicht im Detail festlegen läßt, ist die Art, wie und wo Sie jeweils am besten sitzen oder knien, weil dies ganz wesentlich sowohl von Ihrer eigenen Beweglichkeit als auch von dem Größenverhältnis zwischen Ihnen und Ihrem Partner abhängt. Wenn Sie also das Gefühl haben, Sie müßten etwas weiter nach oben, nach unten, zur Seite oder näher zu Ihrem Partner rutschen, so tun Sie das unbedingt, auch wenn es nicht im Text steht. Dies gilt für einzelne Positionen ebenso wie für die Übergänge von einer Technik zur nächsten bzw. von einem Körperbereich zum nächsten.

Lassen Sie sich stets von den Behandlungsprinzipien leiten. Finden Sie Positionen, in denen es Ihnen möglich ist, sich entspannt aus Ihrem Hara heraus anzulehnen, bewegen Sie sich natürlich, und gestalten Sie die Übergänge so, daß Sie stets wenigstens mit einer Hand Kontakt zu Ihrem Partner halten.

Fühlen Sie sich frei, einzelne Vorgaben Ihren Möglichkeiten entsprechend zu variieren.

Diese Freiheit gilt im übrigen auch in bezug auf die Wiederholung einzelner Techniken. In der Regel behandelt man einen bestimmten Körperabschnitt oder eine Leitbahn zwei- bis dreimal und wiederholt einzelne Techniken ebensooft. Wenn Sie etwas jedoch gerne viermal machen wollen oder Ihnen einmal schon reicht, so ist es auch in Ordnung.

• *Bitten Sie Ihren Partner um Rückmeldung.*

Wenn Sie sich unsicher sind, ob Ihr Druck zu stark oder zu schwach, ob eine Technik angenehm oder unangenehm ist, fragen Sie Ihren Partner, wie er es empfindet. Geraten Sie dabei allerdings nicht in ein ständiges Plaudern, weil Sie dies davon ablenkt, etwas zu spüren. Im wesentlichen ist Shiatsu eine Kommunikation ohne Worte.

• *Wie wichtig ist die genaue Kenntnis der Leitbahnverläufe?*

Für einen professionellen Therapeuten ist es natürlich wichtig, die Leitbahnverläufe ganz genau zu kennen, weil er differenziert behandeln will. Für Laien und Anfänger reicht es jedoch völlig aus, sich ungefähr zu orientieren. Mit der Handballen-Technik, die Sie hauptsächlich anwenden werden, berühren Sie sowieso des öfteren mehrere Leitbahnen gleichzeitig. Lassen Sie sich davon nicht verwirren. Für ein Shiatsu, das auf allgemeines Wohlbefinden abzielt, ist das völlig unproblematisch.

Um die Beschreibung der Behandlungsabläufe nicht durch zu viele Anmerkungen zu den Leitbahnverläufen oder zur Lokalisation einzelner Druckpunkte zu verkomplizieren, habe ich solche Angaben im wesentlichen in Extrakästen untergebracht, die Sie am Anfang gar nicht zu berücksichtigen brauchen.

Viel wichtiger als die Frage danach, auf welcher Leitbahn Sie sich gerade befinden, ist es für Sie, zunächst ein Gefühl für das Spüren des Ki zu entwickeln. Ist an einer Stelle zu viel Ki (Jitsu) oder zu wenig (Kyo)? Sollten Sie entsprechend lieber etwas schneller behandeln, um eine Ki-Fülle oder -Stagnation zu zerstreuen, oder sollten Sie langsam und haltend vorgehen, um die Ki-Leere zu füllen? Fragen Sie Ihren Partner auch ruhig einmal, wie er es empfindet.

- *Gehen Sie bewußt mit dem Anfang und dem Ende einer Behandlung um.*

Zu jeder geglückten Kommunikation gehört, daß die Beteiligten genau wissen, wann sie beginnt und wann sie endet. Genauso ist es auch beim Shiatsu. Da es sich hier um eine nonverbale Kommunikation handelt, muß diese Klarheit über die Berührung vermittelt werden. Konkret heißt das, daß man nicht einfach irgendwann, wenn man womöglich noch mitten im Gespräch ist, mit halber Aufmerksamkeit anfängt, Shiatsu zu geben, sondern daß der Behandelnde sich kurz sammelt und konzentriert und auch der liegende Partner die Gelegenheit hat, für ein paar Momente zu sich zu kommen, sich einfach nur zu spüren, bevor die Behandlung beginnt. Auf die Einstimmung des Behandlers vor der Behandlung werde ich gleich noch ausführlich eingehen.

Auch der Abschluß einer Behandlung ist wichtig. Nehmen Sie nicht irgendwann einfach achtlos Ihre Hände von Ihrem Partner weg. Es gibt sehr viele Möglichkeiten, eine Shiatsu-Behandlung zu beenden. Immer jedoch bleibt man zum Schluß für einige Atemzüge an einer Stelle und hält diese, bevor man seine Hände klar und eindeutig entfernt.

Eine sehr schöne Sitte ist es außerdem, daß sich beim Shiatsu nicht nur derjenige, der behandelt worden ist, bei seinem Behandler bedankt. Vielmehr bedankt sich auch der Behandler bei demjenigen, den er behandelt hat, für das Vertrauen und die Offenheit, die ihm entgegengebracht worden sind.

Einstimmung auf die Behandlung

Einen anderen Menschen zu berühren oder sich berühren zu lassen schafft einen ganz unmittelbaren Kontakt, und es bedarf eines gewissen Vertrauens, sich auf diese Form der Nähe einzulassen. Seien Sie sich dieser Situation bewußt, wenn Sie jetzt damit beginnen, Ihrem Partner Shiatsu zu geben. Stürzen Sie sich nicht übereifrig auf ihn, sondern lassen Sie sich Zeit, zur Ruhe zu kommen. Die folgende kleine Übung sollten Sie jedesmal als Einstimmung auf eine Behandlung machen.

Setzen Sie sich im Fersensitz seitlich neben Ihren bereits bequem liegenden Partner, und zwar so, daß Sie noch keinen Körperkontakt mit ihm haben, aber schon so nahe bei ihm sitzen, daß Sie ihn nachher mühelos berühren können, ohne Ihre Position verändern zu müssen. Schließen Sie für ein paar Momente die Augen und richten Sie Ihre Aufmerksamkeit nach innen auf den natür-

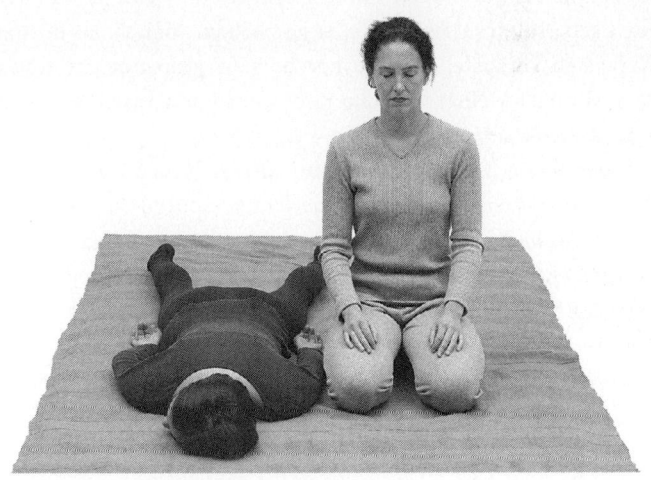

lichen Fluß Ihrer Atmung, ohne irgend etwas zu verändern. Wandern Sie mit Ihrer Vorstellung durch Ihren Körper und lösen Sie alle überflüssigen Spannungen.

Neigen Sie zum Hohlkreuz und zu Verspannungen im unteren Rücken? Stellen Sie sich vor, hinter Ihrem unteren Rücken sei ein Öfchen, an dem Sie sich wärmen könnten. Lehnen Sie diesen Bereich in Ihrer Vorstellung an diese Wärmequelle an, und verschaffen Sie sich Raum im unteren Rücken, indem Sie Ihr Becken leicht nach hinten kippen lassen. Erzwingen Sie es nicht, lassen Sie es zu.

Ist Ihr Brustbereich eingesunken? Stellen Sie sich vor, wie Sie von einem Faden, der an Ihrem Brustbein festgemacht ist, etwas nach vorne oben gezogen werden. Richten Sie sich selbstbewußt auf, ohne die Weichheit im unteren Rücken zu verlieren.

Was macht Ihre Halswirbelsäule? Sackt sie nach vorne weg wie bei einer Schildkröte? Spüren Sie, wie Sie von einem Faden, der am höchsten Punkt Ihres Kopfes angebracht ist, nach oben gezogen werden. Lassen Sie dabei Ihr Kinn ein wenig nach hinten in Richtung Brustbein sinken. Und wieder: Tun Sie es nicht mit Kraft, sondern lassen Sie es geschehen. Manchmal hilft es auch, sich vorzustellen, man horche ganz gespannt auf etwas. Beim Horchen richtet man den Kopf ganz automatisch in der gewünschten Weise auf.

Legen Sie in dieser entspannten, aufgerichteten Haltung Ihre Hände übereinander auf den Unterbauch. Spüren Sie die Atembewegung im Bauch, und konzentrieren Sie sich – und Ihr Ki – für eine kurze Weile in Ihrem Hara. Circa drei Fingerbreit unterhalb des Nabels befindet sich ein Punkt mit dem Namen «Meer des Ki», der als zentraler Sammelpunkt des Hara gilt. Atmen Sie abschließend dreimal tief, aber sanft und geräuschlos ein und aus, während Sie diesen Punkt fokussieren.

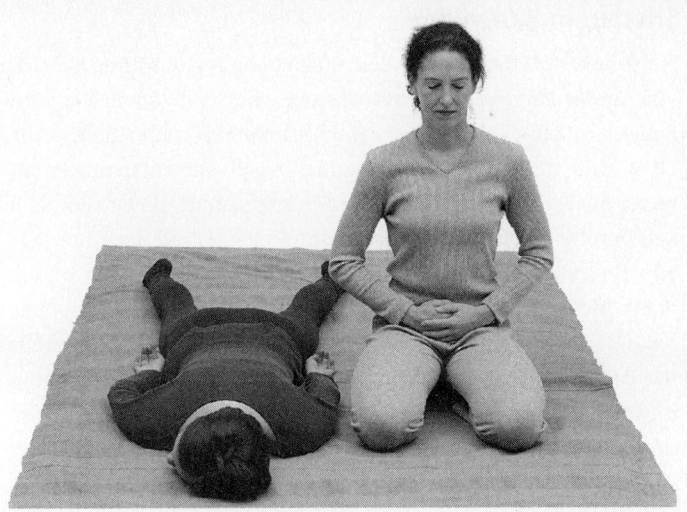

Lösen Sie dann Ihre Hände von Ihrem Hara und öffnen Sie langsam die Augen. Richten Sie den Blick auf Ihren Partner. Fällt Ihnen irgend etwas Besonderes auf an der Art, wie er da liegt, wie er atmet? Gibt es Körperpartien, die förmlich nach Berührung schreien und andere, bei denen Sie das Gefühl haben, daß Sie lieber die Finger davon lassen sollten? Wohin zieht es Sie? Suchen Sie nicht nach Begründungen, und überlegen Sie schon gar nicht, was Sie tun müßten, um Ihren Partner von etwaigen Beschwerden zu befreien. Lassen Sie diesen Eindruck einfach auf sich wirken, ohne zu bewerten, und stellen Sie sich langsam darauf ein, mit der Behandlung zu beginnen und mit Ihren Händen in Kontakt zu Ihrem Partner zu treten.

Shiatsu in Bauchlage

Noch bevor Sie damit beginnen, sich zu sammeln, sollten Sie sich von Ihrem Partner versichern lassen, daß er bequem liegt. In Bauchlage kann es vor allem zwei «Problembereiche» geben: die Füße und den Nacken. Die Beine liegen am entspanntesten, wenn die großen Zehen zueinander zeigen und die Fersen nach außen fallen. Sollte zwischen den Fußrücken und der Unterlage zuviel Raum bleiben, können Sie Ihrem Partner hier ein Kissen oder eine Decke unterlegen. Wenn Ihr Partner Nackenprobleme hat, ist ihm oftmals mit einem Kissen unter der Brust geholfen. Er hat dann die Möglichkeit, die Halswirbelsäule gerade zu halten und seine Stirn aufzulegen. Auch wenn er den Kopf zur Seite dreht, wird der Nacken nicht so stark abgeknickt.

Der Rücken

Da viele Menschen zuviel sitzen und ihren Rücken damit in unnatürlicher Weise überstrapazieren, ist dieser sehr oft behandlungsbedürftig. Ein großer Teil der Rückenprobleme ist funktioneller Art und geht auf Fehlhaltungen, geringfügige Fehlstellungen der Wirbelsäule oder einzelner Wirbelkörper sowie muskuläre Verspannungen zurück. In diesen Fällen können Sie unbedenklich behandeln, ohne mit unliebsamen Überraschungen rechnen zu müssen. Hat Ihr Partner jedoch akute Bandscheibenprobleme oder andere schwerwiegende degenerative Erkrankungen der Wirbelsäule, sollten Sie die Behandlung unbedingt einem Fachmann überlassen.

Ankommen und Ausstreichen

Wenn Ihr Partner gut liegt, setzen Sie sich ungefähr auf Becken-
höhe links neben ihn und kommen zunächst zur Ruhe wie vorne
beschrieben (siehe S. 127 ff.).

Wenden Sie sich dann Ihrem Partner zu und spreizen Sie
zunächst Ihr äußeres, linkes Knie etwas nach außen ab. Das ist
notwendig, um nicht aus der Balance zu geraten, wenn Sie
Ihren Oberkörper gleich etwas nach rechts lehnen, damit Sie
beide Hände entspannt auf eine beliebige Stelle im Bereich des
unteren Rückens Ihres Partner, von der Sie sich angezogen
fühlen, legen können.

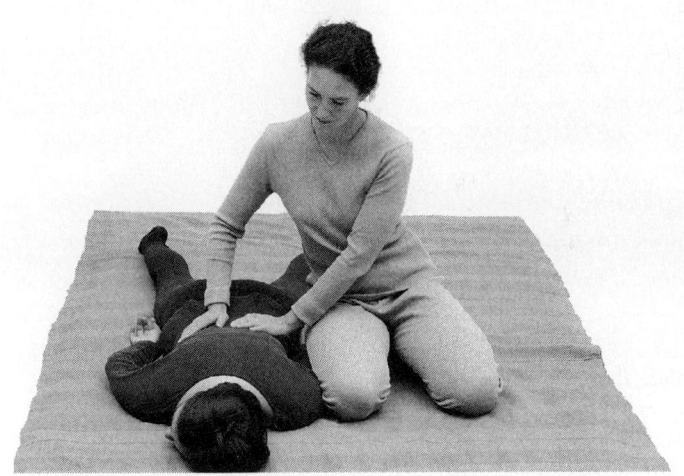

Lassen Sie sich Zeit, bei Ihrem Partner anzukommen, und streichen Sie dann mit beiden Händen gleichzeitig zwei- bis dreimal langsam links und rechts neben der Wirbelsäule von oben nach unten, um sich mit der Form des Rückens vertraut zu machen. Beginnen Sie zwischen den Schulterblättern und streichen Sie nach unten bis zum Steißbein.

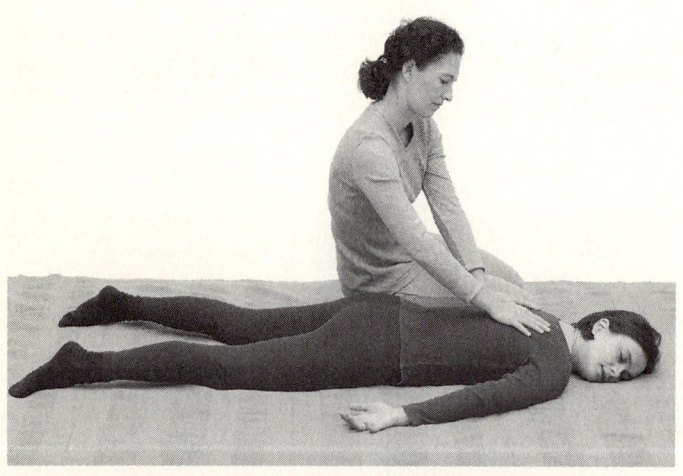

Den Rücken dehnen
• *Diagonale Dehnung*
Drehen Sie sich mit Ihrem gesamten Körper zu Ihrem Partner. Begeben Sie sich in Krabbelposition und plazieren Sie Ihre linke Hand auf dem linken Schulterblatt und die rechte Hand auf der rechten Gesäßseite bzw. am Beckenrand. Wenn Ihr Partner ausatmet, lehnen Sie sich an und schieben gleichzeitig das Schulterblatt etwas nach oben und das Becken nach unten, so daß eine diagonale Dehnung entsteht.

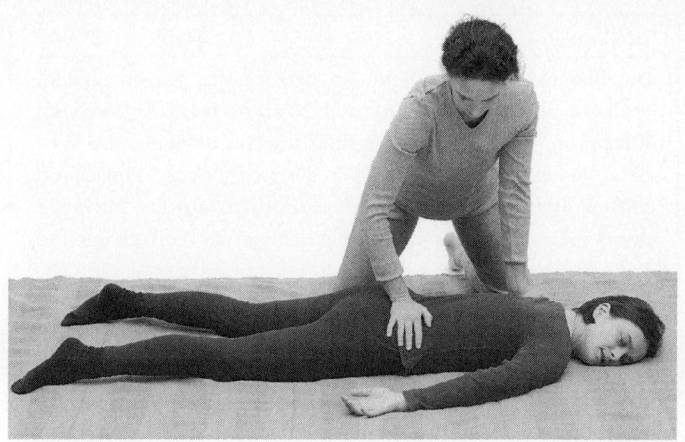

Bleiben Sie einige Atemzüge in der Dehnung, machen eine kleine Pause und wiederholen Sie die Dehnung noch einmal.

Dehnen Sie den Rücken Ihres Partners danach auch in die andere Diagonale (Ihre linke Hand auf dem rechten Schulterblatt, Ihre rechte Hand am linken Beckenrand).

• *Streckung der Wirbelsäule*
Überkreuzen Sie Ihre Arme, plazieren die linke Hand im Kreuzbeinbereich, die rechte Hand auf dem mittleren Rücken und schieben Sie beide Hände wiederum bei der Ausatmung mit etwas Druck auseinander, so daß die Lenden- und die untere Brustwirbelsäule gestreckt werden.

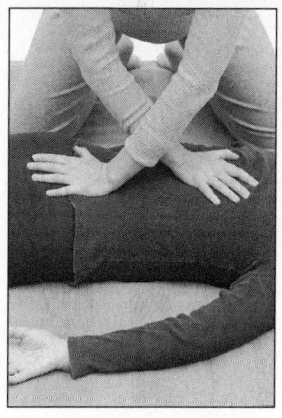

Wiederholen Sie dies zwei- bis dreimal.

Die Blasen-Leitbahn

Die Blasen-Leitbahn beginnt an den inneren Augenwinkeln, verläuft parallel über Kopf und Nacken, verzweigt sich im Rücken in jeweils zwei Ästen links und rechts neben der Wirbelsäule (der erste Ast circa 1 1/2, der zweite circa 3 Fingerbreit seitlich der Dornfortsätze), läuft dann mittig auf der Rückseite des Beines nach unten und schließlich auf der Außenkante des Fußes bis zum kleinen Zeh. Auf dem ersten Ast der Blasen-Leitbahn am Rücken liegen sehr wichtige Punkte, über die sämtliche anderen Leitbahnen und Funktionskreise direkt angesprochen werden können, und deshalb wird diese Leitbahn fast immer in die Behandlung miteinbezogen.

Die Blasen-Leitbahn am Rücken behandeln

Legen Sie Ihre rechte Hand als Mutterhand auf das Kreuzbein Ihres Partners, die linke Hand zwischen das rechte Schulterblatt und die Wirbelsäule und wandern Sie mit dieser in kleinen Schritten nach unten.

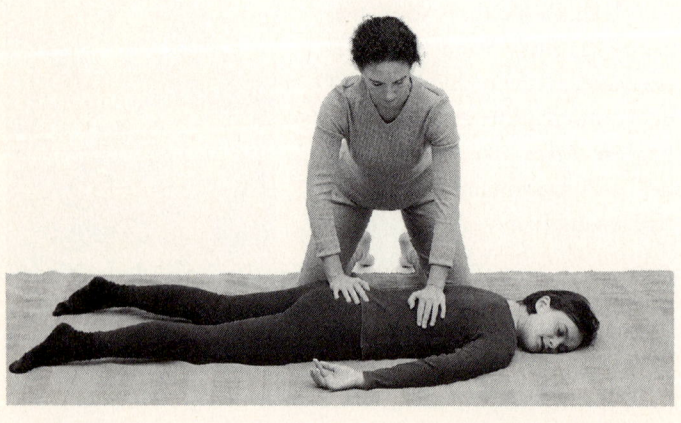

Verlagern Sie Ihr Gewicht beim Anlehnen ganz nach vorne, und nehmen Sie es wieder etwas zurück, wenn Sie Ihre Kindhand weiterbewegen wollen. Die Mutterhand verbleibt die ganze Zeit an derselben Position und «horcht» auf Reaktionen, d. h., sie bleibt aktiv, übt ebenfalls Druck aus und liegt nicht etwa nur leblos an einer Stelle. Die Kindhand wandert und spürt die unterschiedlichen Qualitäten des Ki im Bereich des Rückens.

Gehen Sie die Leitbahn beim ersten Mal einfach kontinuierlich von oben nach unten durch. Wenn Ihnen irgend etwas Besonderes aufgefallen ist – eine Stelle, an der Sie gerne etwas länger bleiben möchten –, tun Sie dies beim nächsten Durchgang. Experimentieren Sie mit dem Druck, indem Sie Ihren Abstand zum Partner auch einmal etwas vergrößern oder wieder verkleinern. Lassen Sie sich von Ihrem Partner Rückmeldung darüber geben, was sich für ihn angenehm anfühlt.

Wenn Sie wollen, können Sie auch einmal versuchen, anstatt des Handballens Ihren Daumen einzusetzen. Halten Sie den Daumen möglichst gerade und achten Sie darauf, daß Sie senkrechten Druck ausüben.

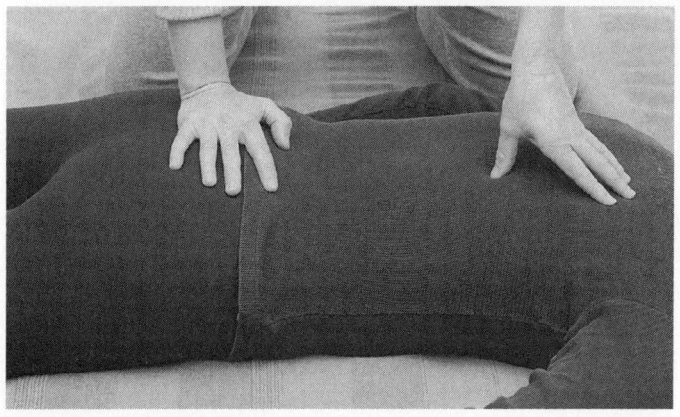

Es bedarf einiger Übung, bis man die Daumentechnik wirklich beherrscht. Da der Daumendruck sehr viel punktueller ist als der Handballendruck, kann er für den Behandelten schneller unangenehm werden, und oftmals tut es auch den Behandlern am Anfang weh, wenn sie ihren untrainierten Daumen überstrapazieren. Gehen Sie also sorgsam mit dieser Technik um und bleiben Sie in der Hauptsache beim Handballendruck.

Wiederholen Sie die Behandlung schließlich auf der Blasen-Leitbahn links der Wirbelsäule, also auf der Ihnen zugewandten Seite des Rückens. Um dieselbe Intensität des Drucks zu erreichen, müssen Sie den Abstand Ihrer Knie zum Körper Ihres Partners etwas vergrößern.

Das Kreuzbein mit dem Ellbogen behandeln und reiben

Eine sehr schöne Technik für den Kreuzbeinbereich, der meist sehr viel Druck vertragen kann, ist die Ellbogentechnik. Stützen Sie sich mit dem linken Unterarm auf einer Ihnen geeignet erscheinenden Stelle im Bereich des mittleren Rückens, und mit dem rechten Unterarm auf dem Kreuzbein auf. Beugen Sie Ihren rechten Arm an, so daß Sie mit dem Ellbogen Druck ausüben können. Tun Sie dies vorsichtig, und variieren Sie den Winkel, so daß der Ellbogen mal runder, mal spitzer ist. Wandern Sie mit dem rechten Ellbogen langsam über den gesamten Kreuzbeinbereich.

Setzen Sie sich dann mit etwas gegrätschten Beinen im Fersensitz nieder, die linke Hand auf dem mittleren Rücken, die rechte auf dem Kreuzbein Ihres Partners. Beschreiben Sie mit Ihrer rechten Hand Kreise auf dem Kreuzbein und üben Sie dabei so viel Druck aus, daß Sie nicht nur Reibung auf der Haut erzeugen, sondern vielmehr Haut und Bindegewebe über dem Kreuzbein hin und her bewegen. Das löst Ki-Blockaden in diesem Bereich und regt die Zirkulation in der gesamten Beckenregion an.

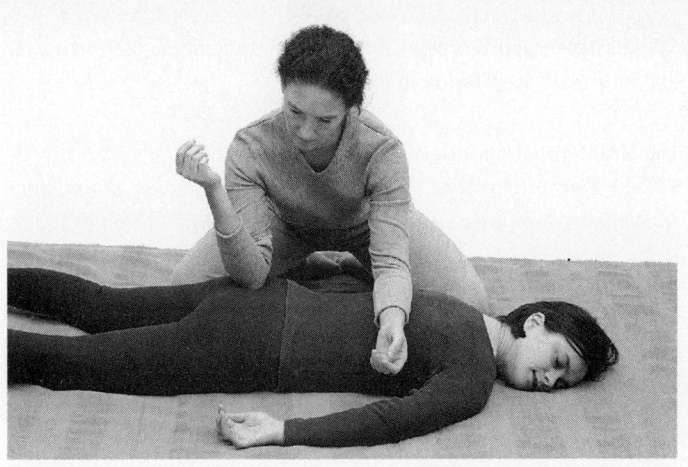

Die Beine

Die Blasen-Leitbahn am linken Oberschenkel behandeln

Begeben Sie sich wieder in Krabbelposition. Plazieren Sie Ihre linke Hand als Mutterhand auf dem Gesäß und wandern Sie mit Ihrer rechten Hand über den Oberschenkel bis zur Kniekehle abwärts.

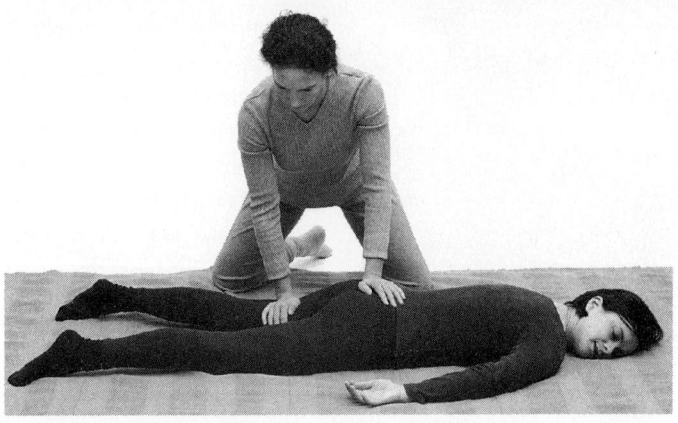

Wiederholen Sie dies zwei- bis dreimal und setzen Sie eventuell auch einmal Ihren Daumen ein.

Die Kniekehle behandeln

Es gibt eine sehr schöne Technik, bei der gleichzeitig die vordere Muskulatur der Oberschenkel gedehnt und die Kniekehle behandelt wird. Sie befreit blockiertes Ki in der Kniekehle und hilft bei Wadenkrämpfen und Spannungen in den Unterschenkeln. Bei Krampfadern in der Kniekehle sollten Sie diese Technik nur sehr vorsichtig oder gar nicht ausführen.

Bewegen Sie sich auf den Knien so weit nach unten, daß Sie Ihre linke Hand in die Kniekehle legen und mit der rechten Hand den Fußknöchel erreichen können. Beugen Sie das Bein an, so daß Ihre linke Hand in der Kniekehle eingeklemmt wird.

Sie können die Hand auch so drehen, daß Ihre Fingerspitzen in Richtung Kniekehle zeigen. Dann wird der Druck auf die Kniekehle etwas intensiver. Reduzieren Sie die Beugung des Beines zwischendurch immer wieder und variieren Sie die Position Ihrer linken Hand ein wenig.

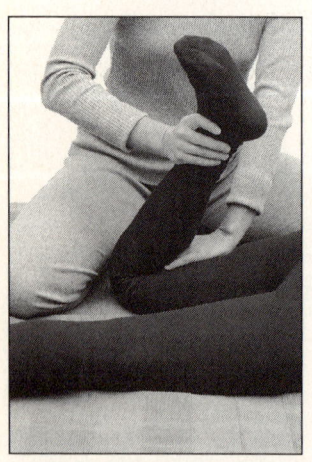

Sie können bei dieser Technik entweder mit gegrätschten Beinen im Fersensitz sitzen oder das rechte Bein aufstellen. Letzteres hat den Vorteil, daß Sie dann beweglicher und gleichzeitig stabiler sind.

Die Blasen-Leitbahn am linken Unterschenkel behandeln

Legen Sie den Unterschenkel wieder ab und behandeln Sie die Blasen-Leitbahn an der Wade und am Fuß. Wenn zwischen dem Spann und der Unterlage eine Lücke ist, der Fußrücken also nicht gut aufliegt, sollten Sie Ihrem Partner jetzt ein Kissen unterlegen. Begeben Sie sich in Krabbelposition, plazieren Sie Ihre linke Hand als Mutterhand oberhalb der Kniekehle und wandern Sie mehrmals mit der rechten Hand auf der Wade nach unten bis zum Fußknöchel.

Wiederholen Sie dies mehrmals und benutzen Sie auch einmal Ihren Daumen.

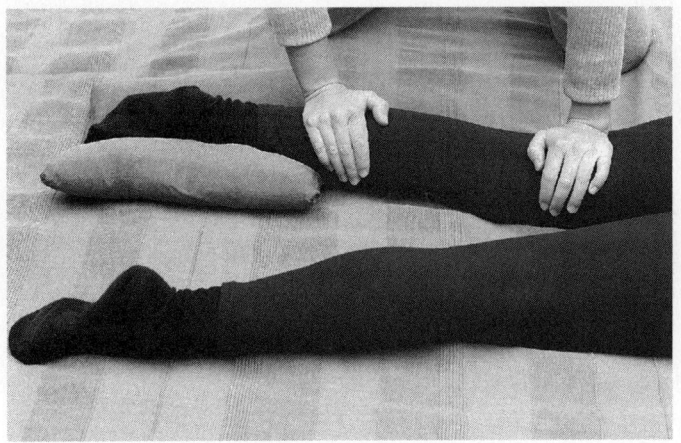

Wichtige Punkte auf der Blasen-Leitbahn an den Beinen:

Viele Menschen haben große muskuläre Spannungen in den Beinen, und Sie werden insbesondere an den Waden häufig auf Jitsu-Stellen treffen, die ein langes, tiefes Einsinken nicht vertragen. Vernachlässigen Sie die Beine jedoch auf keinen Fall. Oftmals lassen sich Rückenprobleme sehr wirkungsvoll über Punkte auf der Blasen-Leitbahn an den Beinen behandeln. Besonders effektiv sind:

- Blase 36 direkt unterhalb des Gesäßes,
- Blase 37 in der Mitte zwischen Gesäßfalte und Kniekehle (beide primär für den unteren Rücken),
- Blase 40 in der Mitte der Kniekehle (für den gesamten Rücken),
- Blase 60 zwischen dem äußeren Fußknöchel und der Achillessehne (für den oberen Rücken und den Nacken).

Den linken Fuß behandeln

Um den Fuß zu behandeln, setzen Sie sich im rechten Winkel zu Ihrem Partner in den Fersensitz und legen sich den Fuß auf Ihren linken Oberschenkel. Halten Sie den Fuß mit der linken Hand an der Achillesferse und behandeln Sie ihn mit dem rechten Daumen entlang der Außen- und der Innenkante sowie auf einer gedachten Mittellinie der Fußsohle.

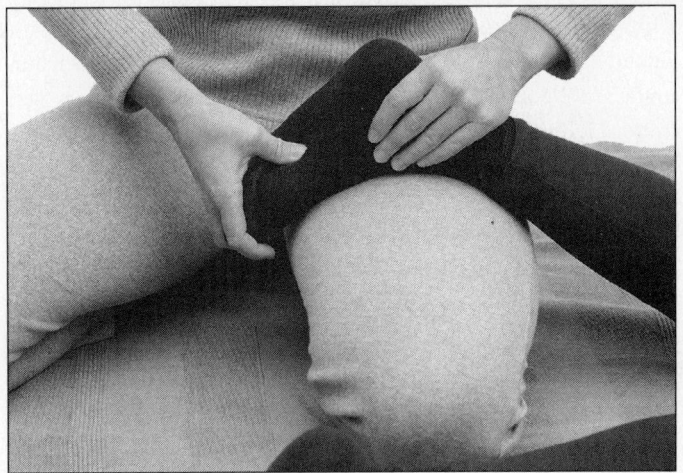

Achten Sie in dieser Position besonders darauf, daß Sie nicht mit Kraft aus dem Arm oder der Hand arbeiten, sondern ebenfalls vom Hara aus anlehnen, auch wenn dies nicht ganz so selbstverständlich ist wie in der Krabbelposition. Lassen Sie den Impuls aus Ihrer Mitte kommen, und schaffen Sie eine Verbindung zwischen Ihrem Hara und Ihren Händen.

Wichtiger Punkt auf der Fußsohle:

Mittig, im vorderen Drittel des Fußes, am Ende des Fußgewölbes befindet sich der Punkt Niere 1, die «emporsprudelnde Quelle», der bei Müdigkeit und allgemeiner Abgeschlagenheit die Lebensgeister zurückbringt, regulierend auf das Ki einwirkt und in Notfallsituationen wie z. B. Ohnmacht, Schock etc. eingesetzt werden kann.

Übergang zum rechten Bein
Setzen Sie sich jetzt zu Füßen Ihres Partners in den Fersensitz,
umfassen Sie mit Ihren Händen die Hacken Ihres Partners von
hinten, lehnen Sie sich nach hinten, und dehnen Sie die Achil-
lessehnen bzw. die gesamte Beinrückseite.

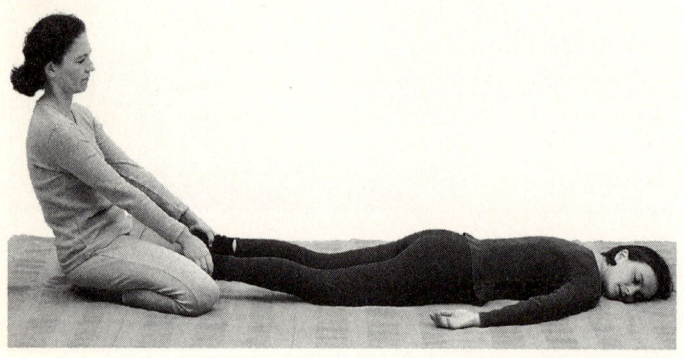

Wenn Sie viel Spannung und viele Jitsu-Stellen bei Ihrem
Partner gefunden haben, können Sie ihn auch noch in eine
kleine Schaukel-, Schüttelbewegung versetzen. Legen Sie dann
das linke Bein ab, krabbeln am rechten Bein hoch, bis Sie Ihre
rechte Hand als Mutterhand auf dem Gesäß plazieren können,
und behandeln das rechte Bein und den rechten Fuß wie gehabt.

Übergang von den Beinen zum Rücken

Wenn Sie den rechten Fuß behandelt haben, bewegen Sie sich auf Knien nach unten zu den Füßen Ihres Partners. Umfassen Sie beide Fußgelenke von vorne, gehen Sie in den Kniestand, beugen Sie dabei die Beine Ihres Partners an und überkreuzen Sie sie. Sie müssen die Beine jetzt nur noch mit der rechten Hand an dem Ihnen zugewandten Fußknöchel festhalten. Stellen Sie Ihr linkes Bein in Höhe der Hüfte Ihres Partners auf, legen Sie Ihre linke Hand auf das Kreuzbein Ihres Partners, und beugen Sie die Beine mit Hilfe Ihrer rechten Hand so stark an, wie es die Beweglichkeit Ihres Partners zuläßt. Üben Sie mit der auf dem Kreuzbein liegenden Hand nicht nur Druck nach unten, sondern gleichzeitig in Richtung der Beine aus.

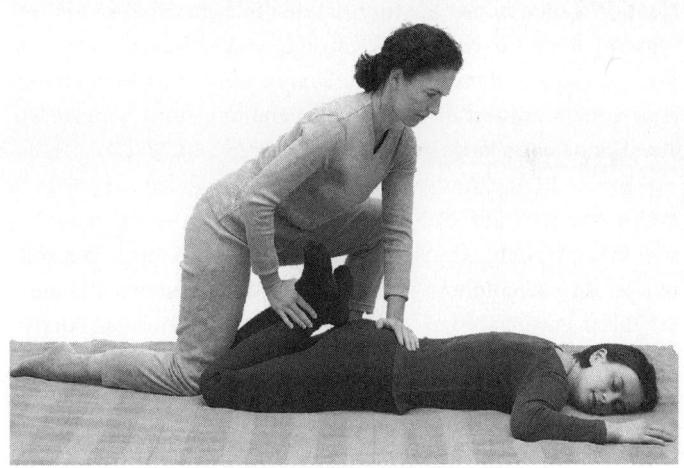

Bei sehr beweglichen Personen kommen die Füße bis zum Gesäß. Gehen Sie jedoch nicht weiter, als dies für Ihren Partner angenehm ist. Überkreuzen Sie die Beine Ihres Partners auch einmal in der umgekehrten Reihenfolge, legen Sie sie dann vorsichtig ab und setzen Sie sich in Hüfthöhe seitlich neben Ihrem Partner in den Fersensitz.

Vorsicht: Wenn Ihr Partner ein sehr starkes Hohlkreuz hat, ist diese Technik für ihn ungeeignet. Krabbeln Sie in diesem Fall einfach nach oben, halten dabei Kontakt zum linken Bein und setzen Sie sich auf Hüfthöhe Ihres Partners im Fersensitz neben ihn.

Streichen Sie zum Abschluß den Rücken noch einmal aus, wie Sie dies zu Beginn der Behandlung getan haben, und legen Sie dann eine Hand auf das Kreuzbein und die andere Hand zwischen die Schulterblätter oder an eine andere Stelle, die Sie anzieht. Wo auch immer Sie Ihre Hände hinlegen: Bleiben Sie wenigstens noch für ein paar Atemzüge, vielleicht sogar ein paar Minuten lang in dieser Position. Spüren Sie, ob der Rücken sich jetzt anders anfühlt als vor der Behandlung, und nehmen Sie Ihre Hände dann langsam und achtsam weg.

Wenn Sie sich auf die Behandlung der Körperrückseite beschränken wollen, was Sie bei den ersten Malen ruhig tun sollten, ist Ihre Behandlung jetzt abgeschlossen. Ansonsten können Sie Ihren Partner bitten, sich entweder in die Rücken- oder in die Seitenlage zu begeben.

Shiatsu in Rückenlage

Um bequem in der Rückenlage zu liegen, brauchen viele Menschen ein Kissen unter dem Kopf und / oder ein Kissen oder besser eine längliche Rolle unter den Knien. Das Kopfkissen ist dann notwendig, wenn die Nackenmuskulatur stark verspannt ist oder der Liegende einen ausgeprägten Rundrücken hat. Beides führt dazu, daß der Hals nach hinten überstreckt wird, was zumindest längerfristig unangenehm ist. Die Unterstützung unter den Knien entlastet den unteren Rücken und ist deshalb bei Menschen angebracht, die ein starkes Hohlkreuz haben. Durch die höhere Lagerung der Knie wird das Becken so gekippt, daß sich der sonst gestauchte Kreuzbeinbereich strecken kann. Man benutzt dafür am besten entweder ein längliches, festes Kissen oder rollt eine Decke zusammen.

Die Verwendung von Kissen kann sehr hilfreich und in manchen Fällen wirklich unentbehrlich sein. Benutzen Sie aber nicht mehr Kissen oder Unterlagen als wirklich notwendig, da das Plazieren und Entfernen dieser Hilfsmittel den Fluß der Behandlung tendenziell behindert.

Das Hara

Am Hara ankommen

Setzen Sie sich im Fersensitz seitlich neben Ihren Partner. Ihre Hüftknochen sollten sich ungefähr auf derselben Höhe befinden wie die Ihres Partners. Legen Sie den rechten Arm Ihres Partners in einem 90° Winkel zur Seite, damit Sie möglichst dicht neben seinem Körper sitzen können. Kommen Sie zunächst zur Ruhe (siehe S. 127 ff.) und werfen Sie dann einen Blick auf das Hara Ihres Partners, bevor Sie Ihre Hände auflegen.

Wie wirkt der Bauch Ihres Partners auf Sie? Ist da viel Atembewegung zu sehen oder wirkt er starr? Ist er aufgebläht oder eingefallen? Gibt es auffallende Unterschiede zwischen Ober-

und Unterbauch? Ist das Hara groß oder klein im Verhältnis zum Rest des Körpers? Ist es groß oder klein im Verhältnis zu Ihren Händen, mit denen Sie es gleich berühren werden? Lassen Sie das Hara Ihres Partners in Ruhe auf sich wirken.

Spreizen Sie Ihr linkes Knie leicht nach außen ab und wenden Ihren Oberkörper und Ihre Hände zu Ihrem Partner. Legen Sie die Hände zunächst ohne Druck, aber mit Bestimmtheit und Klarheit, auf das Hara. Seien Sie sich darüber bewußt, daß dies ein sehr empfindlicher, intimer Körperbereich ist, der selten berührt wird. Es kann sein, daß Ihr Partner zunächst (unbewußt) eine muskuläre Abwehrspannung aufbaut. Lassen Sie ihm also ein wenig Zeit, die Berührung anzunehmen, und entspannen Sie Ihre Hände noch einmal ganz bewußt vom Handballen bis in die Fingerspitzen, bevor Sie sich beim nächsten Ausatmen Ihres Partners an ihn anlehnen und Ihre Hände ein wenig einsinken lassen.

Wiederholen Sie dies einige Male, ohne die Position Ihrer Hände zu verändern.

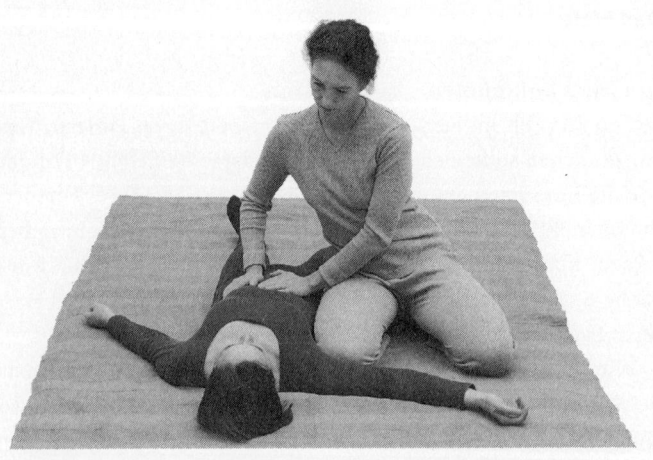

Das Hara behandeln

Lassen Sie Ihre linke Hand als Mutterhand auf derselben Stelle wie bisher liegen und wandern Sie mit Ihrer rechten Hand kreisförmig im Uhrzeigersinn über das Hara.

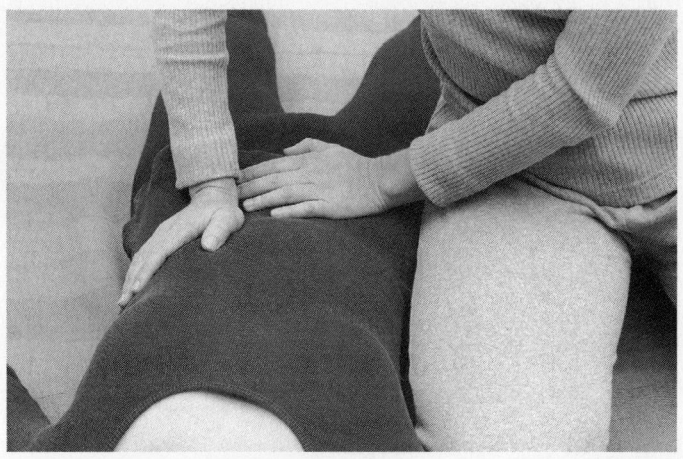

Wenn Sie mit der rechten Hand nicht mehr weiterkommen, benutzen Sie diese als Mutterhand und wandern mit der linken Hand weiter. Wiederholen Sie dies zwei- bis dreimal. Legen Sie dann die rechte Hand auf die linke Hand und streichen Sie mit einem gewissen Druck den zuvor beschriebenen Kreis im Uhrzeigersinn aus.

Beenden Sie die Hara-Behandlung mit der sogenannten «Sandwich-Technik»: Schieben Sie die linke Hand unter die Lendenwirbelsäule Ihres Partners und legen Sie die rechte Hand in den Bereich direkt unterhalb des Bauchnabels, so daß die beiden Hände sich gegenüberliegen. Halten Sie das Hara Ihres Partners auf diese Weise einfach für eine Weile, ohne irgend etwas zu tun. Seien Sie nur da und unterstützen Sie Ihren Partner darin, das Ki im Hara zu konzentrieren und zu stärken, seine Mitte zu spüren.

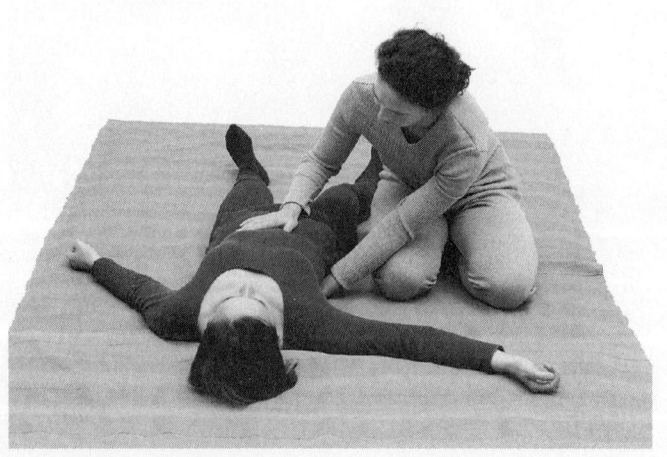

Die Beine

Die Magen-Leitbahn am rechten Bein behandeln

• *Der Oberschenkel*

Kommen Sie in die Krabbelposition und drehen Sie sich mit dem ganzen Körper zu Ihrem Partner. Legen Sie Ihre linke Hand als Mutterhand in einen Bereich des Haras, von dem Sie sich angezogen fühlen. In der Regel ist es angenehmer für den Behandelten, wenn Sie Ihre Hand auf das untere Hara legen, aber probieren Sie ruhig verschiedene Bereiche aus und lassen Sie sich von Ihrem Partner Feedback geben. Wandern Sie mit der rechten Hand langsam den rechten Oberschenkel Ihres Partners hinunter.

Die Magen-Leitbahn, die Sie jetzt bearbeiten, liegt nicht genau oben auf dem Muskelbauch der mittleren Oberschenkel-strecker, sondern etwas weiter außen, am Rande des Oberschen-kelknochens. Da die Beine im entspannten Zustand in Rük-kenlage immer etwas nach außen gedreht sind, befindet sich die Magen-Leitbahn eher an der Seite als oben auf. Bearbeiten Sie diese Bahn mit Ihrer rechten Hand zwei- bis dreimal. Wenn Sie wollen, können Sie auch einmal Ihren Daumen einsetzen.

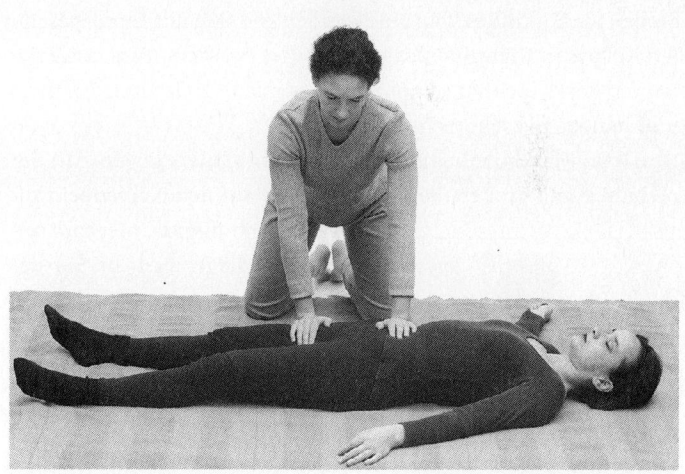

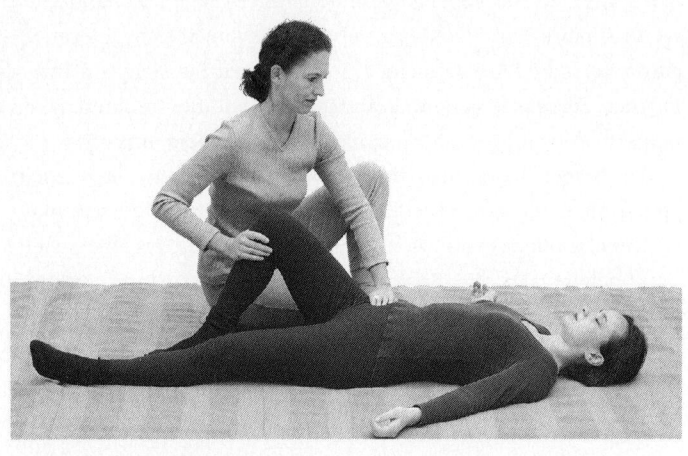

- *Hüftdehnung und -rotation*

Stellen Sie Ihr linkes Bein auf, wenden Sie sich mit Ihrem gesamten Körper in Richtung des Kopfes Ihres Partners. Fassen Sie dabei mit Ihrer rechten Hand unter das rechte Knie Ihres Partners und beugen Sie sein rechtes Bein an.

Ihre linke Hand bleibt auf dem Hara des Partners liegen. Mit der rechten Hand greifen Sie um, so daß sie auf dem Schienbein Ihres Partners, direkt unterhalb seines Knies liegt. Beugen Sie das Bein Ihres Partners so weit an, wie es möglich ist.

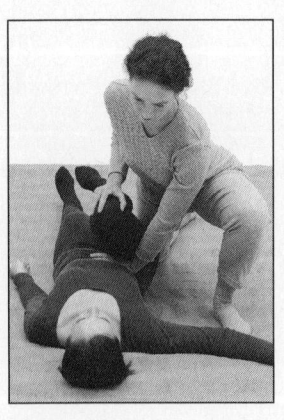

Geben Sie bei der Einatmung nach, und versuchen Sie bei jeder Ausatmung ein bißchen weiter zu gehen. Variieren Sie die Stellung des Beines, indem Sie das Knie zunächst gerade nach oben zeigen lassen, dann mehr zur Seite und mehr zur Mitte hin.

150

Die Magen-Leitbahn am Bein

Die Magen-Leitbahn verläuft etwas seitlich der Mittellinie des Oberschenkels am Rande des Oberschenkelknochens zum äußeren Rand der Kniescheibe und von dort aus etwa einen Fingerbreit seitlich der äußeren Schienbeinkante bis zum Fuß. Sie endet am äußeren Nagelwinkel der zweiten Zehe.

Ungefähr eine Handbreit unterhalb des unteren Randes der Kniescheibe liegt der Punkt Magen 36, einer der in Akupunktur und Akupressur am häufigsten eingesetzten Punkte, der regulierend und stärkend auf die Wandlungsphase Erde (Magen und Milz) wirkt sowie allgemein Ki und Blut tonisiert. Angeblich haben Läufer im alten China an dieser Stelle mit einem Pflaster ein Reiskorn befestigt und es stimuliert, sobald sie sich müde und erschöpft fühlten, um wieder Kraft zu bekommen. Magen 36 wirkt aber auch hervorragend bei vielen Arten von Verdauungsproblemen, Übelkeit und Gedunsenheit.

Für die Rotation des Hüftgelenks legen Sie Ihre linke Hand auf das Knie Ihres Partners und umfassen mit der rechten Hand seine Fußsohle. Lassen Sie das Bein mehrmals von innen nach außen kreisen und führen Sie diese Bewegung mit Ihrem aufgestellten linken Bein, welches das Bein Ihres Partners stützt.

Legen Sie das Bein achtsam wieder ab und kommen Sie zurück in die Krabbelposition.

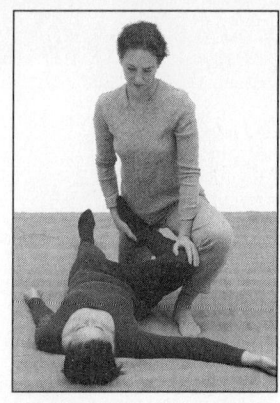

Alternativbehandlung: Milz-Leitbahn am Bein

Behandeln Sie alternativ zur Magen-Leitbahn auch einmal die Milz-Leitbahn. Diese beginnt am äußeren Nagelwinkel der großen Zehe, verläuft auf der Innenseite der Wade etwas hinter dem Schienbeinknochen zum inneren Rand der Kniescheibe und von dort aus am inneren Rand des Streckmuskels entlang zum äußeren Rand des Schambeins. Sie erreichen die Milz-Leitbahn am Bein am besten von der jeweils gegenüberliegenden Seite, d. h., Sie befinden sich in Krabbelposition neben dem rechten Bein Ihres Partners und behandeln das linke Bein, und das rechte Bein entsprechend von der rechten Seite aus.

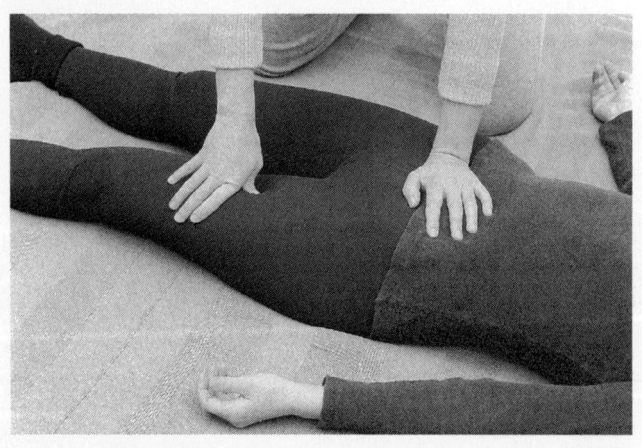

- *Der Unterschenkel*

Legen Sie sich das Bein Ihres Partners so zurecht, daß die Außenseite der Wade gut zu behandeln ist. Wenn das entspannte Bein zu sehr nach außen rotiert ist, was meistens passiert, fassen Sie das Bein mit der linken Hand oberhalb des Knies und mit der rechten Hand am Fußknöchel und drehen Sie es ein wenig nach innen. Suchen Sie sich oberhalb des Knies eine gute Stelle für die Mutterhand und fixieren Sie mit dieser die Position des Beines, so daß es nicht wieder nach außen fällt. Mit Ihrer rechten Hand wandern Sie seitlich des Schienbeins im muskulären Bereich nach unten bis zum Fußknöchel.

Da die Muskulatur an der äußeren Wade oft sehr hart und fest ist, sollten Sie an dieser Stelle versuchen, Ihr gesamtes Gewicht zum Einsatz zu bringen, damit Sie die Leitbahn-Energie erreichen. Arbeiten Sie nicht nur mit dem Handballen, sondern auch mit dem Daumen.

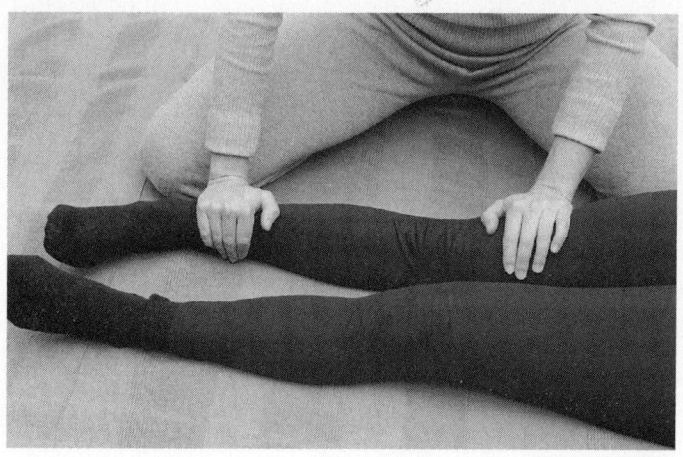

• *Dehnung des Beines und kleine Hüftrotation*

Lösen Sie Ihre Mutterhand vom Oberschenkel und setzen Sie sich in den Fersensitz. Umfassen Sie den rechten Fuß Ihres Partners mit beiden Händen, heben Sie ihn an und bewegen Sie sich auf Knien etwas nach unten, so daß Sie den Fuß Ihres Partners bequem in Ihrem Schoß halten können. Sie sitzen jetzt seitlich ausgerichtet zu Ihrem Partner, Ihre linke Hand umfaßt das Sprunggelenk von oben, die rechte Hand hält von der Fußsohle her dagegen. Beginnen Sie jetzt, Ihren Oberkörper vom Hara aus kreisen zu lassen, und halten Sie den Fuß Ihres Partners dabei

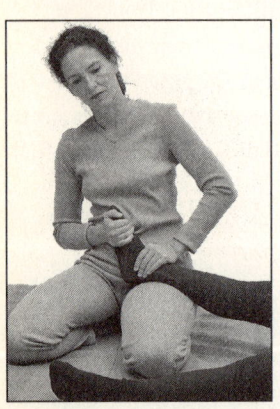

fest vor Ihrem Bauch.

Machen Sie diese Kreisbewegung ruhig groß. Achten Sie darauf, daß das Bein Ihres Partners auch wirklich gestreckt ist, Sie also nicht zu weit oben sitzen, wenn Sie mit der Bewegung beginnen. Bringen Sie es dann noch weiter in Streckung, indem Sie sich zur Seite lehnen, und beginnen Sie dann zu kreisen. Wiederholen Sie dies einige Male.

Den rechten Fuß behandeln

• *Der Fußrücken*

Legen Sie den rechten Fuß Ihres Partners auf Ihren linken Oberschenkel und halten ihn mit der rechten Hand von unten fest, Handballen gegen Fußballen. Bearbeiten Sie mit ihrem linken Daumen den Fußrücken.

Verfolgen Sie dabei die Zwischenräume zwischen den Sehnen, die zu den Zehen führen, und strei-

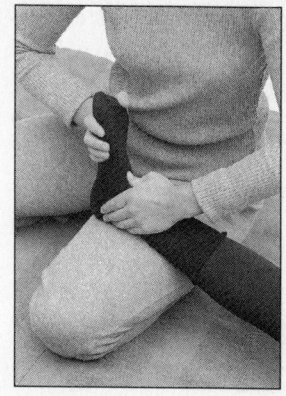

chen Sie diese in Richtung Zehen aus. Hier ist das Ki sehr oft blockiert, und es befinden sich viele wichtige Akupunkturpunkte in diesem Bereich der Füße.

• *Streckung und Rotation der Zehen*

Halten Sie den Fuß mit der linken Hand vom Fußrücken her fest und rotieren mit der rechten Hand eine Zehe nach der anderen.

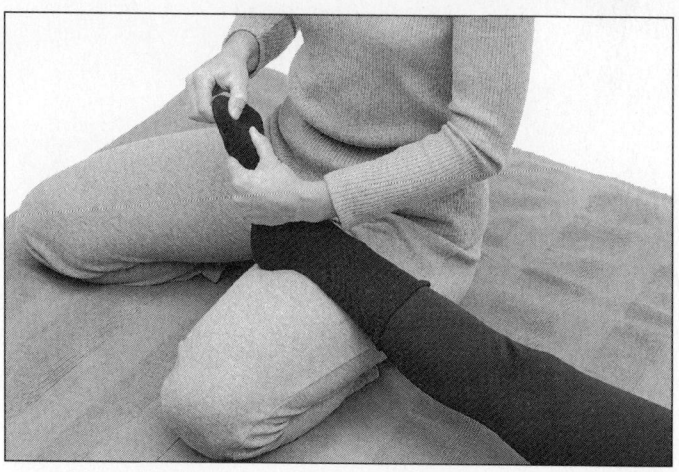

Ziehen Sie dabei die Zehe immer erst ein bißchen in die Länge, bevor Sie sie dreimal in die eine und dann dreimal in die andere Richtung kreisen lassen. Wenn Ihr Partner kitzelige Füße hat, ist es besonders wichtig, daß Ihre Berührungen klar, eindeutig und nicht zu sanft sind.

Übergang zum linken Bein

Rutschen Sie auf Knien nach hinten weg, so daß Sie den rechten Fuß Ihres Partners ablegen können. Halten Sie aber Kontakt mit Ihrer linken Hand, setzen Sie sich im Fersensitz so hin, daß Ihr Körper frontal in Richtung Kopf Ihres Partners ausgerichtet ist, und umfassen Sie mit der rechten Hand den linken Fuß Ihres Partners. Greifen Sie beide Fußgelenke von unten, heben Sie sie an, warten Sie auf die Ausatmung Ihres Partners und lehnen Sie sich dann bequem zurück, so daß Sie Ihren Partner etwas zu sich heranziehen.

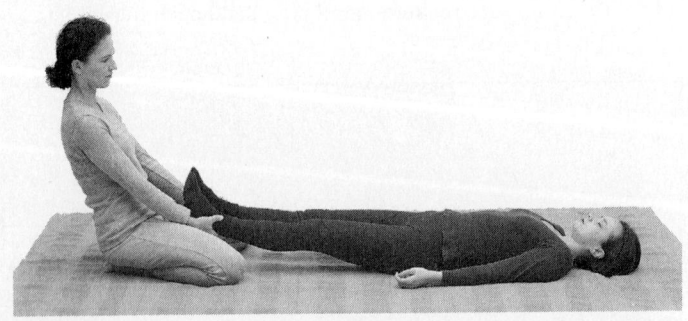

Dieser Zug sollte nicht so stark sein, daß Sie Ihren Partner tatsächlich weit nach unten ziehen. Worauf es ankommt ist vielmehr, daß er nicht nur die Beine, sondern den gesamten Rumpf Ihres Partners erfaßt.

156   *Selbsthilfe-Shiatsu*

Legen Sie die Füße wieder ab, lösen Sie Ihre linke Hand vom rechten Fuß Ihres Partners und begeben Sie sich in die Krabbelposition. Wandern Sie mit beiden Händen am linken Bein Ihres Partners entlang nach oben, bis Sie die rechte Hand als Mutterhand auf dem Hara plazieren können, während Sie mit der linken Hand die Magen-Leitbahn am Oberschenkel behandeln. Wiederholen Sie die Behandlung, die Sie soeben auf der rechten Seite gemacht haben, nun auf der linken Seite.

Übergang von den Beinen zum Hara

Setzen Sie sich nach der Behandlung des linkes Beines im Fersensitz zu den Füßen Ihres Partners. Ihr Blick ist zum Kopf Ihres Partners gerichtet. Umfassen Sie beide Fußknöchel von außen und ziehen Sie die Füße zu sich in Richtung Hara. Begeben Sie sich in den Kniestand, plazieren Sie die beiden Füße auf Ihrem Bauch, gehen Sie auf Knien näher an Ihren Partner heran, so daß dessen Beine angebeugt werden, und umfassen Sie die Knie Ihres

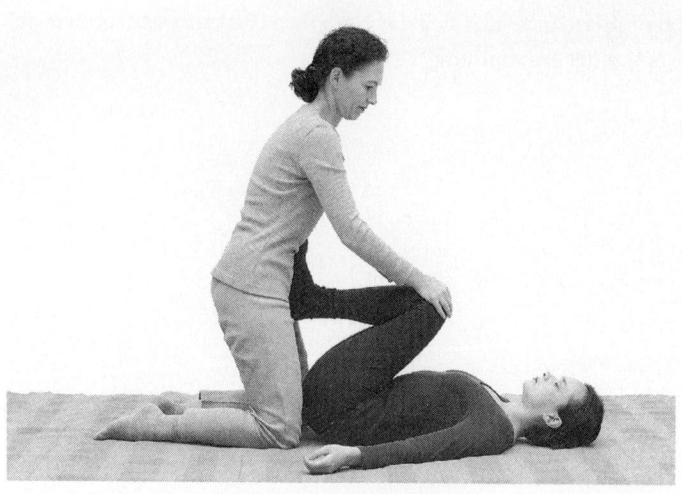

Grundtechniken zur Behandlung   **157**

Partners. Lehnen Sie sich so weit nach vorne, wie es für Ihren Partner angenehm ist, und beschreiben Sie dann mit den Beinen bzw. der Hüfte Ihres Partners große Kreise, ein paarmal rechts und ein paarmal links herum.

Diese Technik dehnt den unteren Rücken und das Kreuzbein Ihres Partners, was sehr entspannend und wohltuend ist, wenn man länger auf dem Rücken liegt. Bei den Rotationen wird überdies der Kreuzbeinbereich sozusagen von selbst massiert, und es kommt Bewegung in die kleinen Gelenke zwischen Kreuzbein und Darmbein, die oftmals blockiert sind.

Lösen Sie die Füße Ihres Partners von Ihrem Hara und fassen Sie mit dem rechten Arm unter die Waden beider Beine, halten Sie mit dem linken Arm die Knie von oben und bewegen Sie sich auf Knien zur linken Seite. Legen Sie die Beine achtsam ab und krabbeln Sie mit beiden Händen über das rechte Bein hoch zum Hara, wo Sie sich wieder seitlich von Ihrem Partner im Fersensitz hinsetzen, wie ganz zu Beginn der Behandlung in Rückenlage. Legen Sie beide Hände auf das Hara und verweilen Sie dort für ein paar Momente. Spüren Sie, ob sich in diesem Bereich etwas verändert hat. Fühlt sich das Hara Ihres Partners jetzt anders an, als vor der Behandlung?

Der Oberkörper
Den Brustkorb behandeln

Plazieren Sie Ihre linke Hand als Mutterhand auf einer geeigneten Stelle auf dem Hara und wandern Sie mit der rechten Hand Stück für Stück entlang der Körpermitte über Bauch und Brustbein nach oben bis auf die Höhe des Schlüsselbeines.

Wiederholen Sie dies zwei- bis dreimal. Seien Sie vorsichtig im Bereich des Solarplexus (unterhalb des Schwertfortsatzes des Brustbeins), da die meisten Menschen hier sehr empfindlich reagieren. Geben Sie ruhig ein wenig mehr Druck auf dem Brustbein. Richten Sie sich hier auf jeden Fall nach dem Atemrhythmus Ihres Partners und beobachten Sie, wie sich sein Brustkorb bewegt.

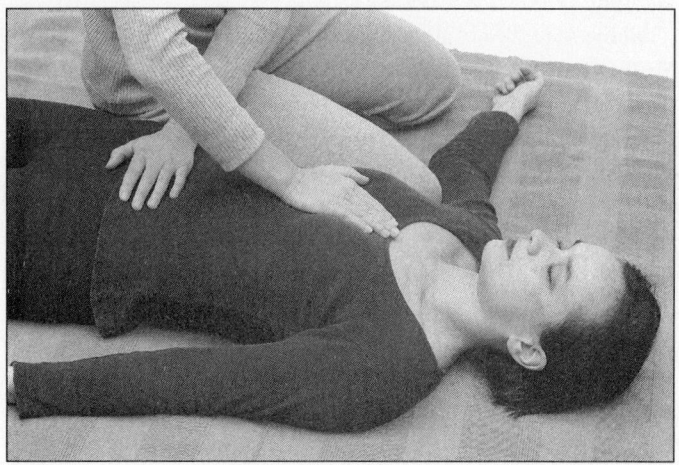

Die Schultern dehnen

Wandern Sie mit der rechten Hand weiter bis zum rechten Schultergelenk Ihres Partners. Gehen Sie in die Krabbelposition, überkreuzen Sie Ihren rechten Arm von vorne mit dem linken Arm und plazieren Sie Ihre linke Hand auf dem linken Schultergelenk Ihres Partners. Variieren Sie die Positionen Ihrer Hände eventuell ein bißchen, bis Sie wirklich das Gefühl haben, daß Ihre Hände entspannt auf einer für den Partner angenehmen Stelle liegen, und lehnen sich dann an, während Ihr Partner ausatmet.

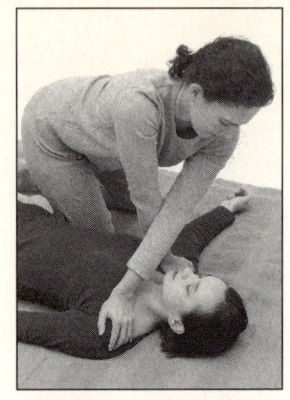

Bleiben Sie für ein paar Atemzüge in dieser Position, nehmen Sie Ihr Gewicht für ein oder zwei Atemzüge zurück und wiederholen die Technik dann noch einmal. Die Druckrichtung geht dabei nicht nur nach unten, sondern auch etwas zur Seite. Achten Sie jedoch darauf, daß Sie die Haut nicht mitziehen, weil dies ein unangenehmes Spannungsgefühl erzeugt.

Insbesondere für Menschen, die dazu neigen, ihre Schultern nach vorne zu ziehen – und das sind sehr viele –, ist diese Dehnung sehr wertvoll, weil sie ihnen ein Gefühl davon vermittelt, wie weit und groß der Brustraum sein kann, wenn die Schultern in ihrer natürlichen Position sind. Je stärker ausgeprägt diese Fehlhaltung allerdings ist, desto mehr Spannung fühlt man freilich auch in der dann chronisch verkürzten Brustmuskulatur. Gehen Sie hier keinesfalls brachial vor, und versuchen Sie nicht, eine Dehnung zu erzwingen, die noch nicht möglich ist.

Der rechte Arm

Die Arminnenseite behandeln

Lösen Sie Ihre linke Hand von der linken Schulter Ihres Partners und behandeln die Arminnenseite. Ihre rechte Hand liegt als Mutterhand weiterhin auf der rechten Schulter Ihres Partners. Mit der linken Hand wandern Sie jetzt mittig auf der Arminnenseite nach unten bis zum Handgelenk.

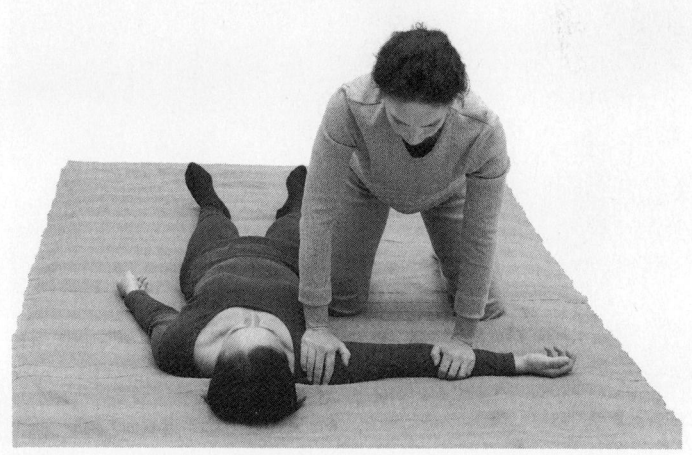

Wiederholen Sie dies auch mit dem Daumen. Achten Sie aber bei dünnen, wenig muskulösen Armen darauf, daß Sie nicht zu spitz in Richtung Knochen drücken.

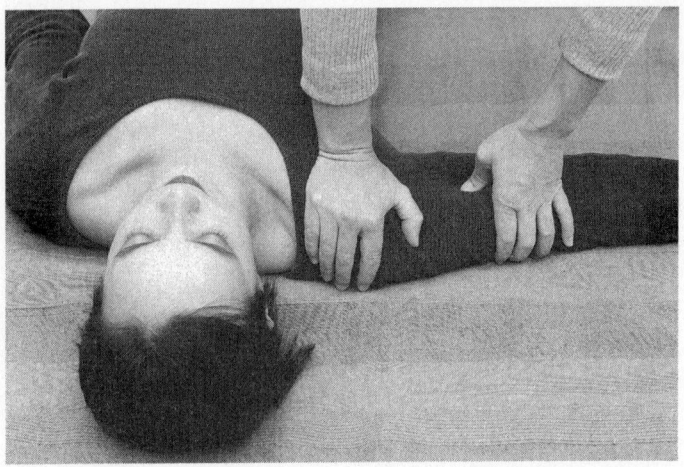

Die Leitbahnen der Arminnenseite (Behandlungsvariationen):

Auf der Arminnenseite verlaufen drei Yin-Leitbahnen:

- Die Herz-Leitbahn verläuft von der Achselhöhle bis zum äußeren Nagelwinkel des kleinen Fingers. Für die Behandlung der Herz-Leitbahn legen Sie den Arm Ihres Partners leicht angewinkelt relativ weit nach oben und setzen sich im gegrätschten Fersensitz vor den Arm.

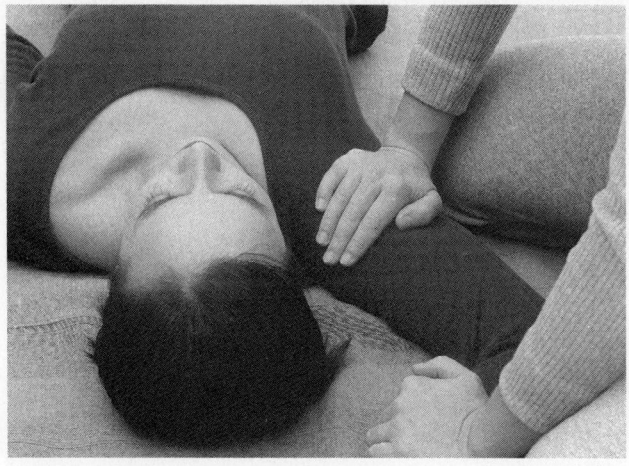

- Die Perikard-Leitbahn verläuft von der Brustwarze über die Mitte der Arminnenseite bis zur Spitze des Mittelfingers. Die Behandlung ist auf S. 161 f. beschrieben.

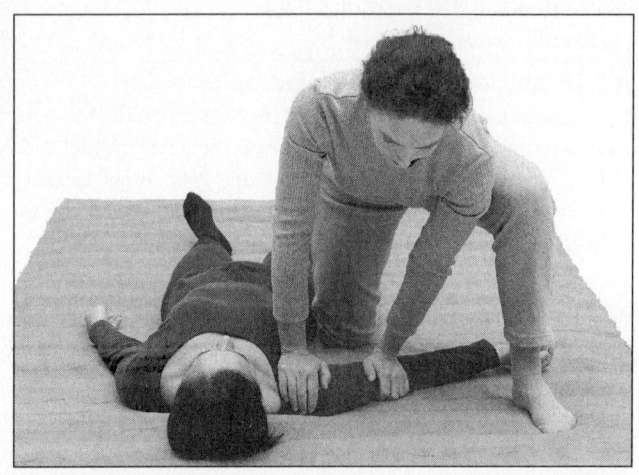

- Die Lungen-Leitbahn verläuft vom Brustmuskel etwas unterhalb des Schlüsselbeins bis zum äußeren Nagelwinkel des Daumens. Diese Leitbahn behandeln Sie, indem Sie den Arm circa im 45°-Winkel zum Körper etwas nach unten legen. Steigen Sie mit Ihrem linken Bein über den Arm hinweg und stellen Sie den Fuß oberhalb des Armes auf, während Sie mit dem rechten Bein knien.

Wählen Sie pro Behandlung nur eine dieser Leitbahnen aus.

Die Armaußenseite behandeln

Lösen Sie Ihre rechte Hand von der Schulter Ihres Partners und plazieren Sie seinen Arm so, daß er ungefähr im 45°-Winkel zum Körper liegt. Sie selbst sitzen mit etwas gegrätschten Beinen im Fersensitz Ihrem Partner zugewandt und legen die rechte Hand Ihres Partners mit nach oben gerichtetem Handrücken auf Ihren rechten Oberschenkel. Der Arm Ihres Partners ist dann leicht angewinkelt.

Behandeln Sie die Dickdarm-Leitbahn, indem Sie mit der linken Hand quer über den Unterarm in Richtung Ellenbogengelenk bzw. Beugefalte und dann über den Oberarm bis zur Schulter wandern. Verfolgen Sie dabei ungefähr eine Linie vom Ellbogengelenk bis zum äußeren Ende des Schlüsselbeins.

Wiederholen Sie dies auch mit dem Daumen.

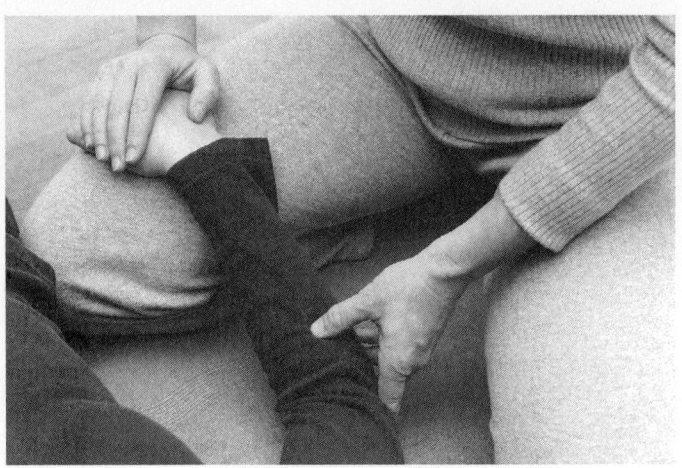

Die Leitbahnen auf der Armaußenseite (Behandlungsvariationen):

Auf der Außenseite des Armes verlaufen drei Yang-Leitbahnen:

- Die Dickdarm-Leitbahn beginnt am äußeren Nagelwinkel des Zeigefingers, läuft ungefähr an der Elle entlang zum Ellbogengelenk und von dort am Oberarm hoch bis zum Ende des Schlüsselbeins. Die Behandlung dieser Leitbahn ist oben beschrieben.

- Die Dreifacher-Erwärmer-Leitbahn beginnt am äußeren Nagelwinkel des Ringfingers, verläuft mittig über den Unterarm zum Ellbogen und von dort über den Oberarm zum oberen äußeren Winkel des Schulterblattes.

- Die Dünndarm-Leitbahn beginnt am äußeren Nagelwinkel des kleinen Fingers, verläuft ungefähr entlang der Elle zum Ellbogen auf der Grenze zwischen «weißem und rotem Fleisch». Über den hinteren Bereich des Oberarmes führt sie zum Schulterblatt.

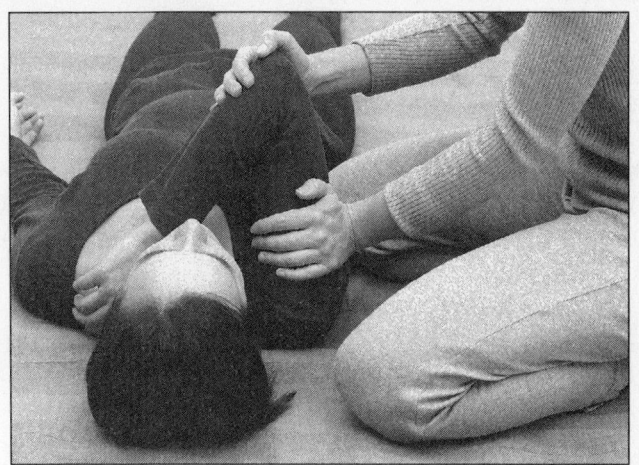

Die Leitbahnen des Dreifachen Erwärmers und des Dünndarms erreichen Sie am besten, wenn Sie den rechten Arm Ihres Partners über seinen Brustkorb legen. Der Oberarm sollte ungefähr in einem 90°-Winkel aufgestellt sein. Halten Sie ihn in dieser Position, indem Sie den Ellbogen mit der rechten Hand festhalten, während Sie mit Ihrer linken Hand die jeweilige Leitbahn am Oberarm behandeln.

Um die Leitbahnen am Unterarm zu behandeln, legen Sie den Oberarm wieder auf der Unterlage ab, lassen den Unterarm aber angebeugt. Mit Ihrer rechten Hand halten Sie die Hand Ihres Partners fest, und mit der linken können Sie die Leitbahnen entlang des beschriebenen Verlaufes behandeln.

Beschränken Sie sich pro Behandlung auf eine Leitbahn auf der Armaußenseite.

Die rechte Hand

• *Die Hand lockern und dehnen*

Greifen Sie mit der rechten Hand von innen nach dem Handgelenk und schütteln Sie die Hand zunächst ein bißchen, um sie zu lockern. Strecken Sie das Handgelenk, indem Sie mit Ihrer linken Hand die Finger einschließlich des Daumens Ihres Partners kräftig nach hinten drücken. Beugen Sie es nach vorne und drücken Sie dabei gleichzeitig die Hand etwas zusammen. Wiederholen Sie dies mehrmals abwechselnd.

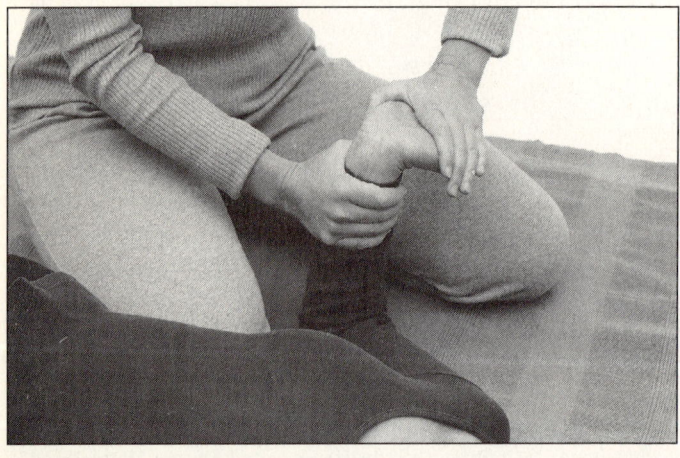

Legen Sie die Hand Ihres Partners mit dem Handteller nach oben auf Ihren Oberschenkel. Schieben Sie den kleinen Finger Ihrer linken Hand zwischen Daumen und Zeigefinger Ihres Partners und den kleinen Finger Ihrer rechten Hand zwischen den kleinen Finger und den Ringfinger Ihres Partners. Ihre anderen

Finger legen Sie auf den Handrücken. Dehnen Sie die Hand Ihres Partners und bearbeiten gleichzeitig seinen Handteller mit Ihren beiden Daumen.

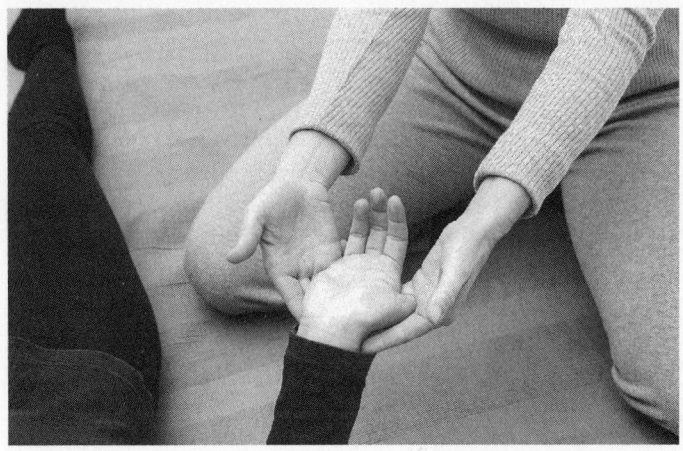

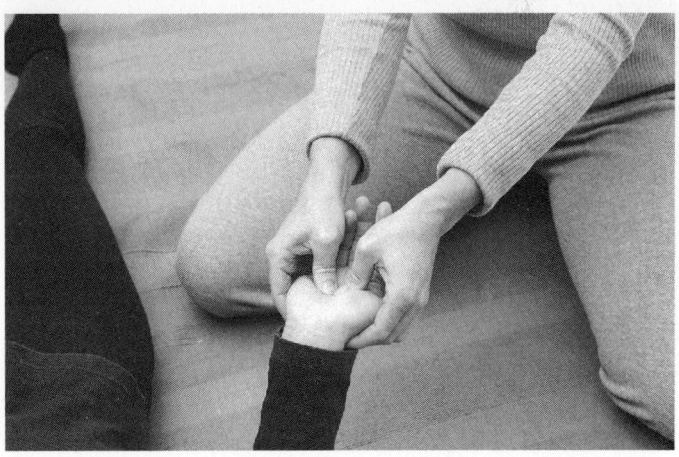

Wichtige Druckpunkte an den Händen:

An den Händen sind sehr viele wirkungsvolle Druckpunkte. Hier eine Auswahl der wichtigsten:

- In der Mitte des Handtellers befindet sich der Punkt Perikard 8, der beruhigend wirkt bei Angstgefühlen und Aufregung.
- Zwischen Daumen und Zeigefinger im muskulären Bereich zwischen den Mittelhandknochen liegt Dickdarm 4, einer der am häufigsten benutzten Punkte bei Verstopfung, aber auch in der Schmerzbehandlung, insbesondere bei Kopfschmerzen; außerdem stärkt er das Immunsystem.
- Auf der Höhe der Handgelenksfalte unterhalb des Handtellers, zwischen den in der Mitte verlaufenden Sehnen und dem kleinen Handwurzelknöchelchen, das Sie fühlen können, wenn Sie von dort aus nach außen gehen, finden Sie Herz 7, einen Punkt, der sehr wirkungsvoll ist bei Ängsten, Schlafstörungen und nervöser Übererregbarkeit.
- Am äußeren Nagelwinkel des kleinen Fingers befindet sich Herz 9, der Endpunkt der Herz-Leitbahn, der ausgleichend auf die Psyche wirkt und eine tonisierende Wirkung auf die Herzfunktion hat.

- *Den Handrücken ausstreichen und kneten*

Lösen Sie diesen Griff und drehen die Hand so, daß Sie den Handrücken behandeln können. Streichen Sie die Zwischenräume zwischen den Handknochen kräftig nach außen hin aus, und massieren Sie den muskulären Bereich zwischen Daumen und Zeigefinger.

- *Die Finger lang ziehen*

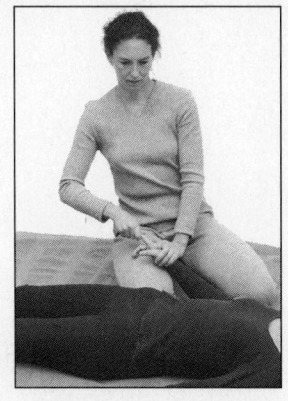

Ziehen Sie zum Abschluß der Handbehandlung jeden einzelnen Finger etwas in die Länge. Halten Sie dazu das Handgelenk von außen mit Ihrer linken Hand, und beginnen Sie mit dem Ziehen, indem Sie jeweils das Grundgelenk des Fingers mit dem Daumen und dem Zeigefinger Ihrer rechten Hand umfassen, sich mit Ihrem ganzen Körper leicht nach hinten lehnen und dann langsam mit Daumen und Zeigefinger bis zur Fingerspitze nach vorne rutschen.

Drücken Sie jeweils den Bereich der Fingernägel kräftig von allen Seiten. Hier sitzen viele wichtige Druckpunkte, denen Stimulierung guttut.

Übergang zum linken Arm: Dehnung der Arme nach oben

Greifen Sie das Handgelenk Ihres Partners mit Ihrer rechten Hand, stehen Sie auf, nehmen Sie den Arm mit nach oben und gehen Sie um den Kopf Ihres Partners herum, bis Sie mit Ihrer linken Hand dessen linkes Handgelenk umfassen können. Begeben Sie sich dann oberhalb des Kopfes Ihres Partners in die Hocke oder, falls Sie sich in der Hocke instabil fühlen, in den Fersensitz. Bei der nächsten Ausatmung Ihres Partners lehnen Sie sich mit Ihrem gesamten Gewicht nach hinten und bleiben für ein paar Atemzüge in dieser Position. Dabei werden die Arme, aber auch der gesamte Rumpf gedehnt, und die Atmung vertieft sich merklich. Wiederholen Sie diese Dehnung nach einer kleinen Pause ein weiteres Mal.

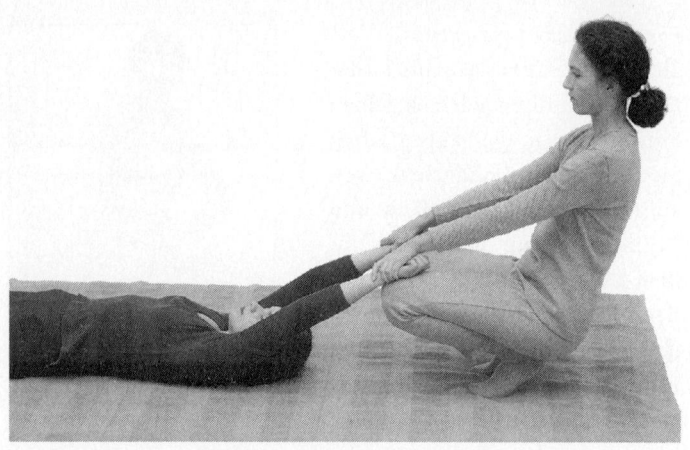

Achten Sie bei dieser Technik darauf, daß Sie weder zu dicht noch zu weit entfernt von Ihrem Partner sitzen. Wenn Sie zu nahe bei ihm sitzen, kommt beim Zurücklehnen keine Dehnung zustande. Wenn Sie zu weit entfernt sitzen, ziehen Sie Ihren Partner von der Unterlage, wenn Sie sich zurücklehnen.

Legen Sie danach den rechten Arm Ihres Partners ab, so daß er ungefähr in einem bequemen 45°-Winkel zum Körper zu liegen kommt. Den linken Arm nehmen Sie mit, während Sie sich selbst auf Knien zur linken Seite hin bewegen, und legen ihn ebenfalls auf der Unterlage ab. Behandeln Sie dann die Arminnen- und Armaußenseite und schließlich die linke Hand, wie Sie dies auf der rechten Seite getan haben.

Der Nacken

Die Nackenbehandlung gehört zu den beliebtesten Teilen einer Shiatsu-Sitzung – hat doch fast jeder Mensch einmal «etwas im Nacken sitzen» und möchte es gerne loswerden. Manchmal jedoch fühlt sich der Nacken nach einer unsachgemäß durchgeführten Massage noch schlechter an als vorher, oder es entstehen gar Kopfschmerzen oder Migräne, die vorher gar nicht da waren. Ich will Ihnen damit keine Angst machen oder Ihnen gar davon abraten, den Nacken zu behandeln. Seien Sie jedoch mit diesem Bereich besonders vorsichtig! Versuchen Sie auf gar keinen Fall, chiropraktische Griffe anzuwenden, wenn Sie in dieser Technik nicht geschult sind, machen Sie Drehbewegungen nur langsam und niemals gegen den Widerstand Ihres Partners. Dosieren Sie das Gewicht, das Sie abgeben, sorgsam, und üben Sie niemals Druck gegen die Wirbelkörper aus.

Bei Menschen, die zu Migräne neigen, sollte man sich als Laie nie zu lange am Nacken und am Kopf aufhalten, weil man durch eine ungewollte Tonisierung bestimmter Druckpunkte eine zu große Ki-Konzentration im Kopf erzeugt, die unerwünschte Folgen haben kann. Ein Kissen unter dem Kopf behindert die Nackenbehandlung. Wenn Ihr Partner also ein Kopfkissen benutzt, sollten Sie es für die Nackenbehandlung entfernen und erst für die Kopfbehandlung wieder unterlegen.

Die Schultern entspannen

Wenn Sie die Behandlung der linken Hand beendet haben, legen Sie den Arm in einer bequemen Stellung ab und begeben sich krabbelnd – halten Sie dabei Kontakt zum Arm und zur Schulter! – zum Kopf Ihres Partners. Oberhalb des Kopfes setzen Sie sich mit etwas gegrätschten Beinen in den Fersensitz und legen beide Hände auf die Schultern Ihres Partners. Spüren Sie die Atembe-

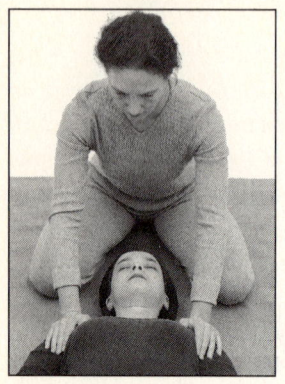

wegung in den Schultern und lehnen Sie sich beim Ausatmen an Ihren Partner an. Ihr Druck geht dabei nicht nur in Richtung Boden (unten), sondern gleichzeitig in Richtung der Füße Ihres Partners (vorne). Wiederholen Sie dies mehrere Male, und überprüfen Sie bei dieser Gelegenheit auch einmal, wie es um Ihre eigenen Schultern bestellt ist!

Den Bereich zwischen den Schulterblättern lockern
Gleiten Sie mit Ihren Händen von oben unter den Rücken Ihres Partners. Halten Sie dabei zunächst Ihre Handrücken oben, drehen Sie die Hände jedoch, sobald Sie den Bereich zwischen den Schulterblättern erreicht haben, den Sie jetzt auflockern wollen. Stellen Sie Ihre Finger etwas auf. Durch sein Körpergewicht erzeugt Ihr Partner jetzt selbst den Druck, d. h., er lehnt in diesem Fall an. Wenn der Bereich sich sehr verspannt anfühlt, können Sie beim Ausatmen eine kleine Schüttelbewegung mit den Fingern machen. Ansonsten wandern Sie mit Ihren Händen in kleinen Etappen neben der Wirbelsäule nach oben bis zum Nacken, stellen dabei Ihre Finger immer wieder auf und entspannen sie wieder.

Wellenbewegung für den Nacken
Schieben Sie beide Hände mit übereinandergelegten Handtellern nach oben flach unter den Nacken Ihres Partners. Die Finger Ihrer linken Hand liegen dabei über den Fingern Ihrer rechten

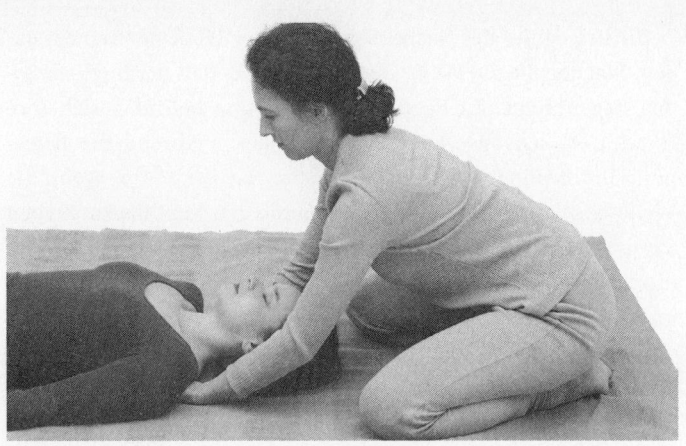

Hand oder umgekehrt, Ihre Hände bilden eine Schaufel. Die Daumen beider Hände zeigen nach oben, ohne aber fest am Hals anzuliegen.

Heben Sie den Nacken Ihres Partners vorsichtig an, indem Sie sich etwas zurücklehnen.

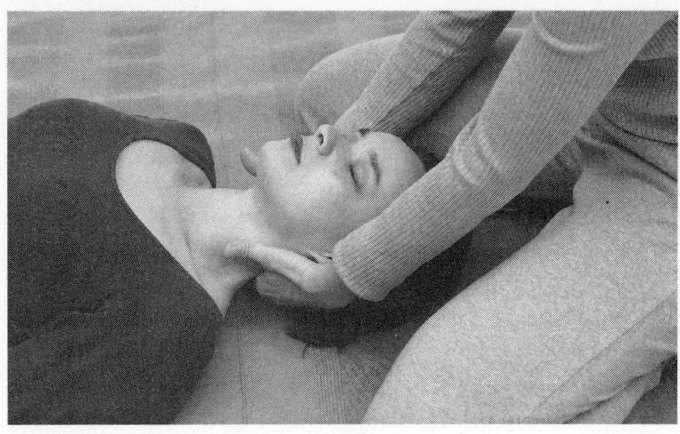

Die Bewegung des Nackens gleicht einer Welle oder einem Bogen. Machen Sie die Welle stets nur so groß, daß der Kopf am Boden liegenbleibt. Zu Beginn der Bewegung befinden sich Ihre Hände möglichst weit unten am Nacken. Während die Bewegung Ihren Höhepunkt erreicht, gleiten sie zur Mitte. Wenn die Welle «ausläuft», berühren Ihre Hände den Kopfansatz. Ziehen Sie den Kopf aus dieser Position sanft nach oben und strecken die Halswirbelsäule, bevor Sie mit Ihren Händen wieder nach unten gleiten und die Technik wiederholen.

Schultern und Nacken dehnen

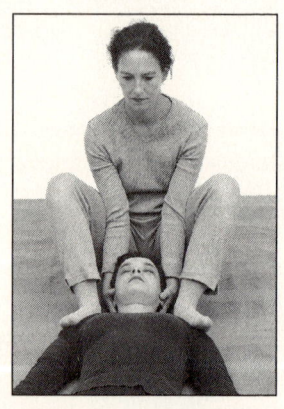

Lassen Sie Ihre Hände am Nacken, lösen Sie den Fersensitz auf und setzen Sie sich so hin, daß Sie abwechselnd in einem relativ schnellen Rhythmus mit Ihrem rechten Fuß die rechte Schulter und mit Ihrem linken Fuß die linke Schulter Ihres Partners nach unten drücken können, so, als ob Sie radfahren würden. Mit Ihren Händen halten Sie Nacken und Kopf fest, da der Kopf sonst hin und her rollen würde. Diese Technik mag Ihnen etwas brutal erscheinen, weil Sie es nicht gewohnt sind, Ihre Füße in einer solchen Weise zum Einsatz zu bringen. Sie ist aber sehr angenehm und lockert den Schulter-/Nackenbereich wunderbar. Wichtig ist nur, daß Sie Ihre Füße gut plazieren. Trauen Sie sich ruhig, mit Ihren Füßen kräftig zu drücken!

Den Nacken in seitlicher Position behandeln

Setzen Sie sich wieder in den Fersensitz und legen Sie beide Hände unter den Kopf Ihres Partners, so daß Ihre Finger am Kopfansatz liegen. Bleiben Sie einen Moment in dieser Position, lösen dann die linke Hand vom Kopf und drehen Sie ihn mit dieser zur rechten Seite. Er liegt jetzt stabil auf Ihrer rechten Hand. Mit den Fingern der rechten Hand haken Sie sich sanft am Kopfansatz fest. Rutschen Sie auf Knien etwas nach links, so daß Sie die linke Seite des Nackens vor sich haben.

Streichen Sie zunächst die Seite mehrmals von oben nach unten kräftig mit der flachen linken Hand aus. Behandeln Sie den Nacken dann mit Ihrem Daumen. Beginnen Sie am Kopfansatz, etwa in der Mitte zwischen Wirbelsäule und Ohr, in einer deutlich spürbaren Kuhle, und folgen Sie einer gedachten Linie von dort bis zur Schulter.

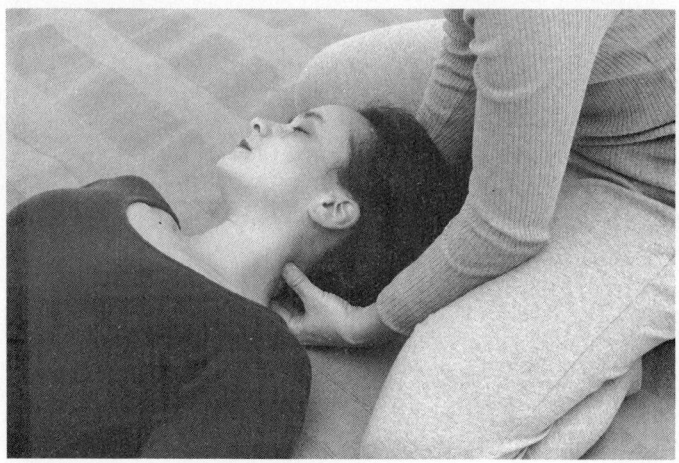

Üben Sie keinesfalls Druck auf die Wirbelkörper der Halswirbelsäule aus, sondern bleiben Sie immer im muskulären Bereich! Drücken Sie nicht, sondern lassen Sie auch hier die Bewegung aus Ihrem Hara kommen und lehnen sich sanft an.

Drehen Sie den Kopf mit beiden Händen zur Mitte zurück, lassen Sie ihn kurz auf Ihren Händen ruhen und drehen Sie ihn dann mit der rechten Hand zur linken Seite. Er bleibt dabei auf Ihrer linken Hand liegen. Wiederholen Sie die Behandlung, die Sie auf der anderen Seite bereits gemacht haben, und rollen Sie den Kopf danach wieder achtsam zur Mitte zurück.

Wichtige Punkte im Schulter-/Nackenbereich:

- Dickdarm 16 befindet sich im äußeren Drittel der Schulter zwischen Schlüsselbein und Schulterblatt. Dieser sehr häufig druckempfindliche Punkt hilft bei Schulterverspannungen und Ki-Blockaden im Brustraum.
- Gallenblase 20 liegt am Kopfansatz seitlich der Mitte, in einer deutlich spürbaren Vertiefung zwischen zwei Muskelsträngen. Dieser Punkt wirkt sehr gut bei Spannungskopfschmerzen und Nackenverspannungen, darf jedoch bei Druckempfindlichkeit nicht zu lange stimuliert werden.
- Blase 10 befindet sich knapp oberhalb des Haaransatzes, am Rand des an der Halswirbelsäule ansetzenden Trapezmuskels. Er wirkt ebenfalls bei Kopf- und Nackenschmerzen.

Die Halswirbelsäule strecken

Heben Sie den Kopf mit einer Hand an, streichen Sie abwechselnd mit beiden Händen von unten nach oben über den Nacken und ziehen Sie den Hals dabei ganz sanft ein wenig in die Länge.

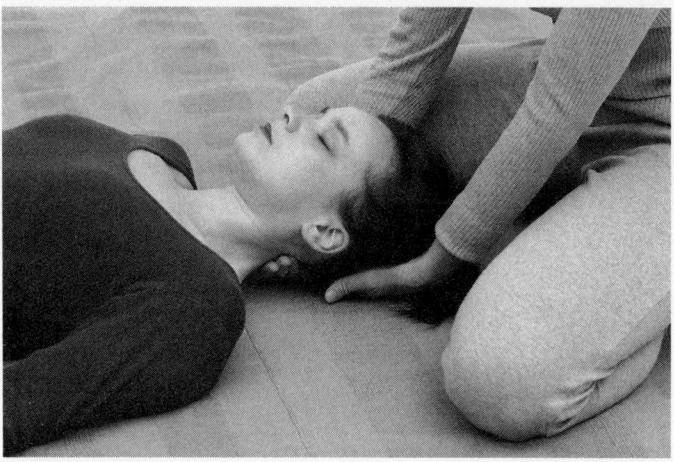

Legen Sie schließlich eine Hand unter die andere und schieben Sie sie so unter den Kopf, daß Sie sich am Kopfansatz festhalten können. Bei der nächsten Ausatmung lehnen Sie sich dann ganz leicht zurück und halten den Nacken für ein paar Atemzüge in dieser Dehnung. Wiederholen Sie dies zwei- bis dreimal. Lassen Sie den Kopf dann noch eine Weile in Ihren Händen ruhen, ohne irgend etwas zu tun, und legen Sie ihn schließlich sanft auf dem Boden oder – wenn nötig – auf einem Kissen ab.

Der Kopf

Die Behandlung des Kopfes und insbesondere des Gesichtes gehört unbedingt mit zu einer vollständigen Ganzkörperbehandlung. Ich möchte nicht so weit gehen wie einer meiner Massagelehrer, der einmal sagte, wenn Kopf und Gesicht entspannt seien, würde sich der Rest sozusagen automatisch auch entspannen. Sicher ist jedoch, daß hier oft chronische Verspannungen sitzen, sei es im Bereich der Augen, der Kaumuskulatur oder der gesamten Kopfhaut. Insbesondere bei Nackenproblemen kann man über eine Lockerung des Kiefers manchmal mehr bewirken als über die direkte Massage des Nackens.

Auch wenn dies nicht das vorrangige Ziel einer Shiatsu-Behandlung ist: Nach einer Kopfbehandlung wird das Gesicht Ihres Partners deutlich entspannter, jünger und schöner aussehen. Sie werden erstaunt sein, wie schnell sich manche Falten und Furchen zwar nicht ganz wegdrücken, aber doch entschieden glätten lassen. Ein schöner Nebeneffekt von Shiatsu-Behandlungen!

Die Stirn

Beginnen Sie die Kopfbehandlung mit einer Ausstreichung der Stirn. Legen Sie beide Daumen oberhalb der Nasenwurzel zwischen die Augenbrauen und streichen Sie mit den Daumen kräftig nach außen zu den Schläfen.

Setzen Sie bei den nächsten Ausstreichungen jeweils eine Daumenbreite weiter oben an, bis Sie auf diese Weise die gesamte Stirn bearbeitet haben.

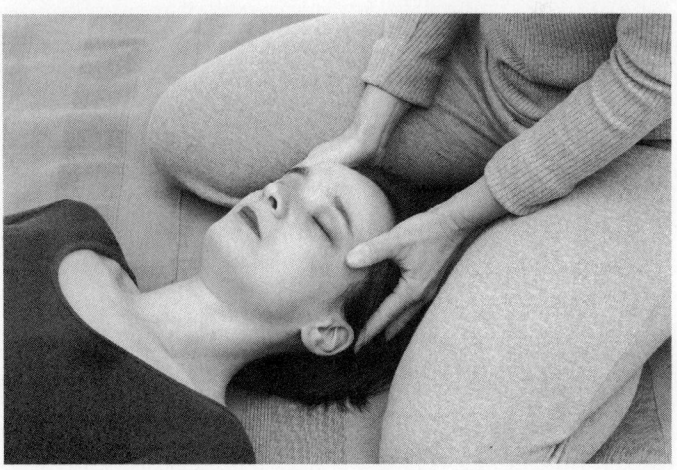

Die Augenpartie

Legen Sie die Finger Ihrer beiden Hände auf die Augenbrauen Ihres Partners und streichen Sie auch die Augenbrauen von innen nach außen aus. Folgen Sie dann wiederum mit allen vier Fingern dem Verlauf des Jochbeines zum Schläfenbein, beginnend am inneren Augenwinkel neben der Nase bis zu den Schläfen.

Üben Sie auch hier kräftigen Druck aus, und behandeln Sie danach vorsichtig den Schläfenbereich, indem Sie entweder mit allen Fingern oder nur mit dem Daumen etwas nach oben wandern. Im Bereich der Schläfen befindet sich eine ganze Anzahl von Druckpunkten, die bei Kopfschmerzen und Augenproblemen wirksam sind.

Wangen und Unterkiefer
Eine für das Gesicht sehr wichtige Leitbahn ist die Magen-Leitbahn, die direkt unterhalb der Augen, senkrecht unterhalb der Pupille, beginnt. Wandern Sie von dort aus mit Ihrem Daumen geradeaus nach unten bis zum Unterkiefer und dann den gesamten Unterkiefer entlang in Richtung Ohr.

Behandeln Sie diese Bahn zwei- bis dreimal.

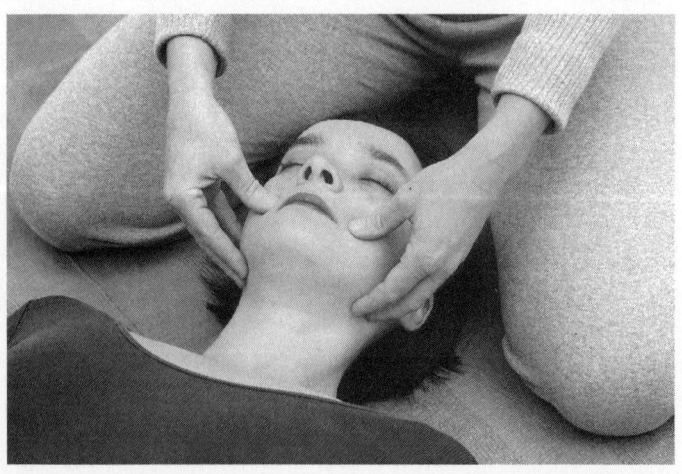

Wenn Sie merken sollten, daß Ihr Partner die Zähne zusammenbeißt, bitten Sie ihn, seinen Kiefer zu entspannen und den Mund leicht zu öffnen. Der Kaumuskel ist einer der kräftigsten Muskel unseres Körpers, der bei sehr vielen Menschen chronisch verspannt ist.

Die Ohren
An den Ohren befinden sich viele Reflexpunkte. Jeder Körperbereich, jedes Organ, jeder Funktionskreis ist einem bestimmten Bereich am Ohr zugeordnet. Massieren und kneten Sie die Ohrmuschel von oben nach unten zu den Ohrläppchen. Nach der chinesischen Lehre stehen lange Ohrläppchen für gute Gesundheit und eine lange Lebenserwartung, weshalb die Buddha-Figur immer mit so auffallend langen Ohrläppchen dargestellt ist. Ziehen Sie also die Ohrläppchen Ihres Partners ruhig etwas in die Länge.

Nehmen Sie abschließend die Ohren Ihres Partners jeweils zwischen Zeige- und Mittelfinger, und reiben Sie mit diesen beiden Fingern schnell auf und ab. Das wirkt sehr belebend.

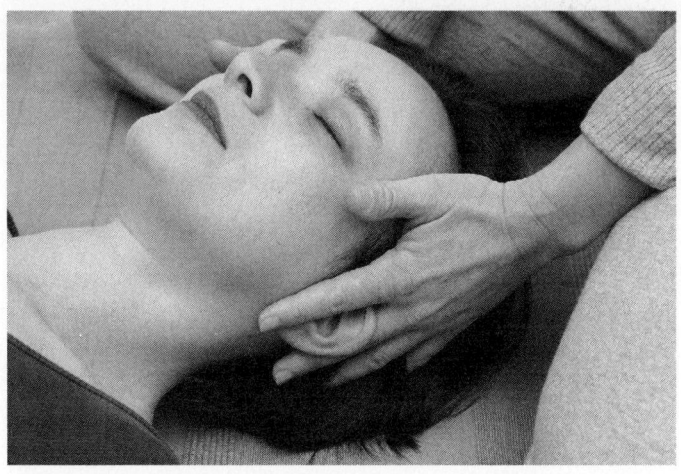

Kopfhaut und Haare

Beugen Sie Ihre Finger etwas an, und fahren Sie mit Ihren Händen wie mit einem Kamm kräftig durch die Haare und über die Kopfhaut Ihres Partners.

Stellen Sie sich vor, daß Sie alle überschüssige, gestaute Energie aus dem Kopf herausleiten, wenn Sie leicht an den Haaren ziehen, so daß sich die Kopfhaut etwas bewegt.

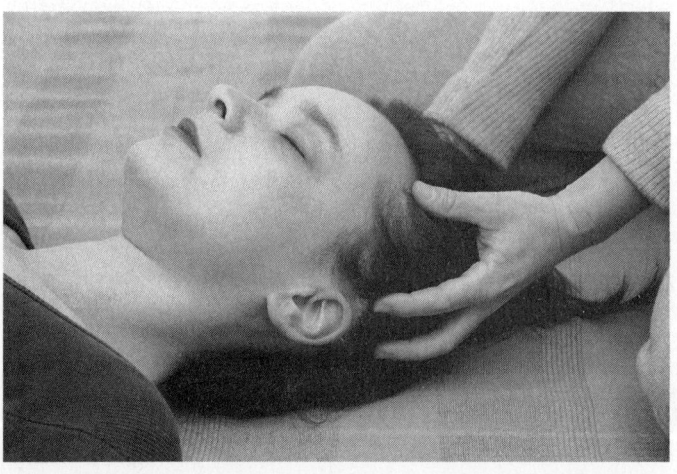

Abschluß der Kopfbehandlung

Schließen Sie die Kopfbehandlung ab, indem Sie beide Hände ganz entspannt und ohne Druck für ein paar Atemzüge über die Augen Ihres Partners legen.

Sollte Ihr Partner dies nicht mögen, so können Sie seinen Kopf auch von den Seiten her halten.

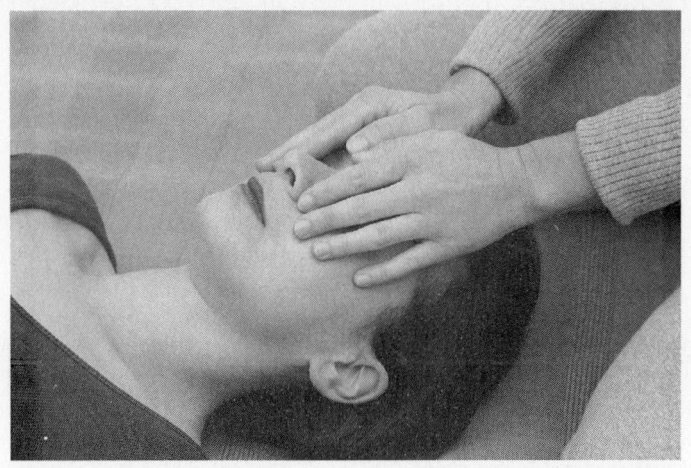

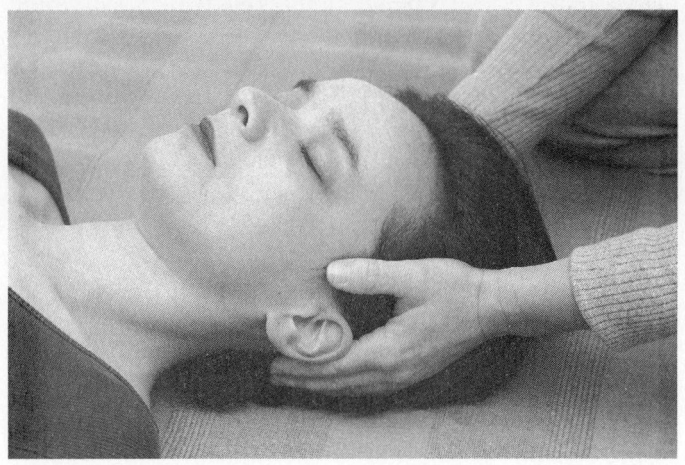

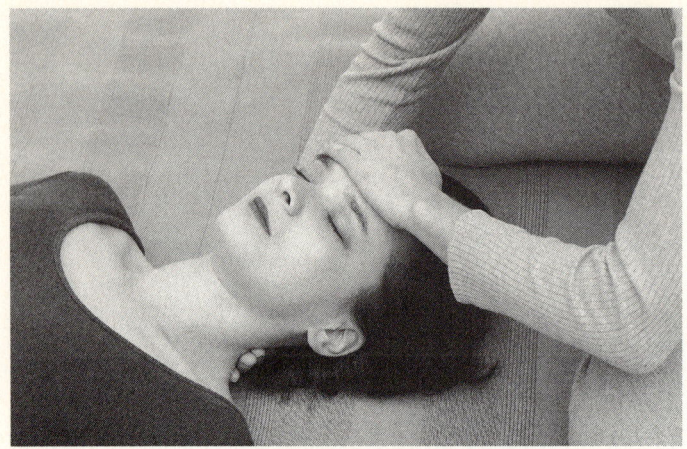

Eine andere schöne Variante ist die, eine Hand auf die Stirn, die andere unter den Nacken zu legen.

Welche Variante Sie auch immer wählen: Achten Sie darauf, daß Sie bequem sitzen, bevor Sie dies tun. Während Sie den Kopf halten, sollten Sie möglichst nicht hin und her rutschen müssen, da dies die Entspannung stört.

Sie können Ihre Behandlung mit dieser Kopfbehandlung abschließen, noch einmal zum Hara gehen oder Ihren Partner bitten, sich in Rücken- oder Seitenlage zu begeben.

Shiatsu in Seitenlage

Die Seitenlage ist eine sehr gute Alternative zur Bauchlage, wenn jemand entweder ungern auf dem Bauch liegt oder es nicht kann, sei es bei Nackenproblemen oder in der Schwangerschaft. Aber auch unabhängig davon lassen sich z. B. die Schultern, die Körperseiten und bestimmte Leitbahnen in dieser Position besonders gut behandeln.

Bitten Sie Ihren Partner, sich auf die linke Seite zu legen. Dabei sollten das untere (linke) Bein gestreckt und das obere (rechte) Bein angewinkelt werden. Die Wirbelsäule sollte eine gerade Linie vom Kopf bis zum Gesäß bilden, und die rechte Schulter darf nicht nach vorne fallen, sondern muß gerade nach oben zeigen. Legen Sie ein ausreichend großes (entsprechend der Schulterbreite Ihres Partners) Kissen unter den Kopf Ihres Partners, so daß seine Halswirbelsäule nicht zur Seite abknickt. Wenn Sie das rechte Knie Ihre Partners außerdem mit einem festen Kissen unterstützen, verleiht dies der Seitenlage eine größere Stabilität, es ist aber nicht unbedingt notwendig.

Setzen Sie sich im Fersensitz dicht hinter den Rücken Ihres Partners, den Blick zu dessen Kopf gewandt. Schließen Sie die Augen, atmen Sie ein paarmal tief durch, und kommen Sie zur Ruhe (siehe hierzu: Einstimmung auf die Behandlung, S. 127 ff.), bevor Sie mit der Behandlung beginnen.

Der Schulter- / Nackenbereich
Die Schulter dehnen

Spreizen Sie Ihr linkes Knie etwas nach außen ab, greifen Sie mit
der rechten Hand unter den Arm Ihres Partners hindurch von
vorne und mit der linken Hand von hinten zur Schulter. Verschränken Sie die Finger beider Hände ineinander, so daß Sie die
Schulter gut im Griff haben. Der Arm Ihres Partners liegt dabei
ganz entspannt mit abgewinkeltem Ellbogen über Ihrem rechten
Unterarm. Lehnen Sie sich beim nächsten Ausatmen so weit
zurück, daß eine angenehme Dehnung für die Schulter entsteht.

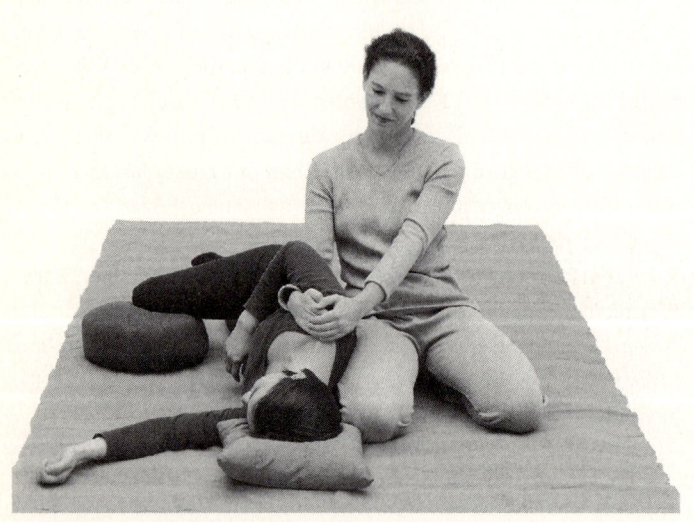

Den Nacken dehnen

Intensivieren Sie diese Dehnung und weiten Sie sie auf den Nacken aus, indem Sie Ihre linke Hand von der Schulter lösen und Ihren Handballen am Kopfansatz plazieren. Bei der nächsten Ausatmung schieben Sie den Kopf leicht von sich weg und ziehen die Schulter gleichzeitig nach unten. Wiederholen Sie diese gegenläufige Bewegung zwei- bis dreimal und bleiben Sie jeweils für einige Atemzüge in der Dehnung.

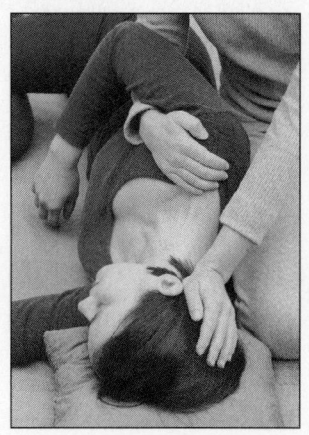

Die Gallenblasen-Leitbahn im Nacken behandeln

Lassen Sie Ihre rechte Hand in derselben Position, gehen Sie jetzt aber nicht mehr in die Dehnung, sondern halten Sie die Schulter lediglich. Wandern Sie mit Ihrem linken Daumen an der Unterkante des Schädelknochens entlang. Beginnen Sie hinter dem Ohr und arbeiten Sie sich Daumenbreite für Daumenbreite bis zur Halswirbelsäule vor. Kehren Sie dann mit Ihrem Daumen zurück zu der Kuhle, die sich etwa in der Mitte zwischen der Halswirbelsäule und dem Ohr direkt unterhalb des Schädelknochens befindet. Üben Sie dort, am Punkt Gallenblase 20, mit Ihrem Daumen Druck aus.

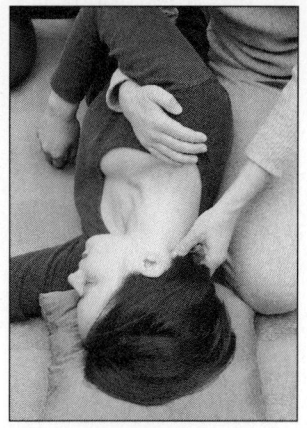

Von diesem Punkt aus wandern Sie dann mit dem Daumen Stück für Stück seitlich der Wirbelsäule abwärts bis zur Schulter. Achten Sie darauf, daß Sie nicht mit Ihrem Daumen drücken, sondern daß auch hier die Bewegung aus Ihrer Mitte kommt.

Wiederholen Sie den Ablauf zwei- bis dreimal.

Die Schulter kreisen

Bringen Sie Ihre linke Hand wieder zur Schulter und umfassen Sie sie mit beiden Händen. Lehnen Sie sich zurück, wie am Anfang, und gehen Sie dann in eine kreisende Bewegung über. Ihr eigener Oberkörper kreist, dabei bewegt sich die Schulter Ihres Partners mit. Ihre Arme bleiben dabei gestreckt.

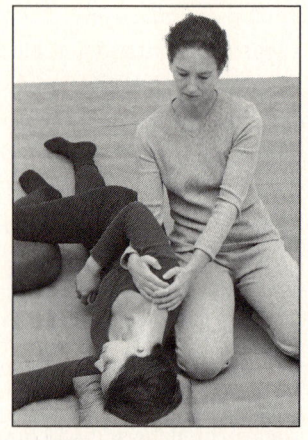

Diese Technik ist sehr wohltuend und entspannend sowohl für denjenigen, der behandelt wird, als auch für den Behandler, der dabei seinen eigenen Rücken lockern kann. Genießen Sie die Bewegung und wiederholen Sie sie einige Male!

> **Die Gallenblasen-Leitbahn**
>
> Es gibt eine Leitbahn, welche die gesamte Körperseite vom Kopf bis zu den Füßen bestimmt und für deren Behandlung die Seitenlage besonders günstig ist: die Gallenblasen-Leitbahn. Sie beginnt am äußeren Augenwinkel, verläuft in drei Bahnen über die Seite des Kopfes, den Nacken hinunter zur Schulter, vorne über die Schulter und seitlich die Rippen herunter bis zur Hüfte. Von dort aus zieht sie sich über die gesamte Seite des Beines nach unten bis zum Fuß und endet an der Spitze der vierten Zehe.
>
> Wichtige Punkte für die Behandlung in Seitenlage:
>
> - Gallenblase 1, am äußeren Augenwinkel, wirkt bei Kopfschmerzen und verschiedenen Augenerkrankungen.
> - Gallenblase 20, am Kopfansatz seitlich der Mitte, in einer deutlich spürbaren Vertiefung zwischen zwei Muskelsträngen, wirkt sehr gut bei Spannungskopfschmerzen und Nackenverspannungen.
> - Gallenblase 34, in einer Vertiefung vor dem Köpfchen des Wadenbeins, steht in Verbindung mit dem gesamten Bewegungsapparat und nimmt Einfluß auf den Tonus der Muskulatur. Er wird bei vielen Arten von Energieblockaden und Verspannungen sowie einseitigen Schmerzen, auch Schulter- und Kopfschmerzen, eingesetzt.

Die «Flügel putzen»

Im Bereich der Schulterblätter sitzen oft besonders viele Verspannungen. Lockern Sie jetzt das rechte Schulterblatt Ihres Partners, indem Sie die Schulter etwas nach vorne kippen lassen, so daß sich das Schulterblatt leicht anhebt. Sie greifen mit den Fingern Ihrer linken Hand so weit es geht unter das Schulterblatt und schieben die Schulter dann mit der rechten Hand wieder etwas nach hinten. Beginnen Sie an der oberen Schulterblattkante, und arbeiten Sie sich bis zum unteren Schulterblattrand durch.

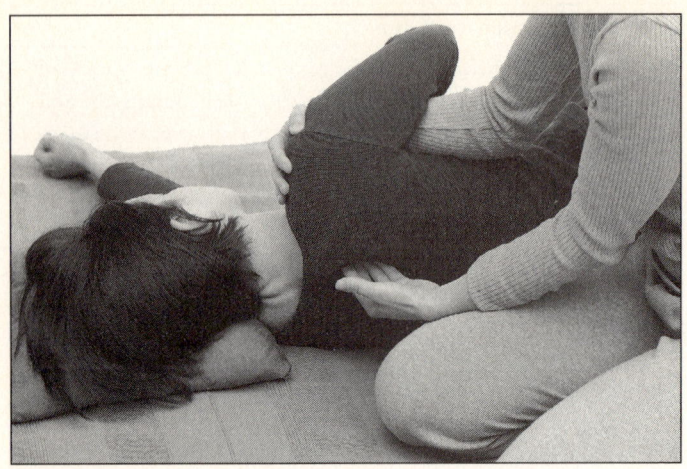

Bei manchen Menschen ist die Muskulatur um das Schulterblatt so fest, daß es kaum gelingt, darunter zu fassen. Versuchen Sie in diesem Fall nicht, etwas zu erzwingen, sondern wandern Sie einfach mit Ihren Fingern oder auch mit dem Daumen um das Schulterblatt herum. Auch dies ist sehr wohltuend.

Auch auf dem Schulterblatt selbst befinden sich einige Druckpunkte, die bei Schulter-Arm-Syndromen oder auch bei Kopfschmerzen sehr wirkungsvoll sein können. Wenn Sie wollen, können Sie das Schulterblatt unterhalb und oberhalb der Schulterblattgräte, die sich im oberen Drittel des Schulterblattes befindet, mit Ihrem Daumen behandeln.

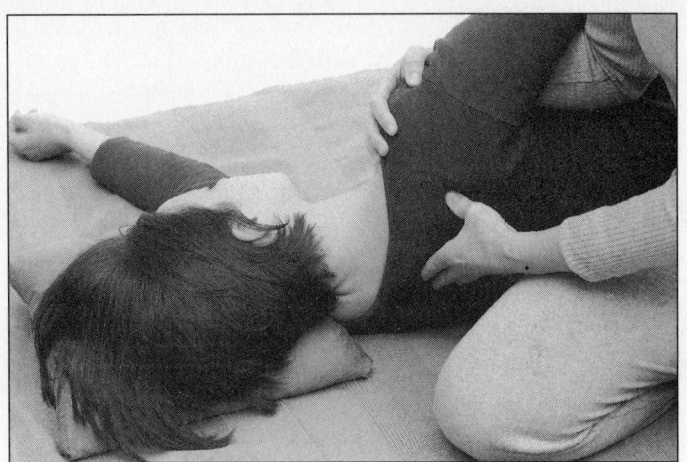

Schulter und Arm kreisen

Stellen Sie Ihr linkes Bein auf. Ihre linke Hand bleibt auf der Schulter liegen und stabilisiert diese. Mit der rechten Hand rutschen Sie nach oben bis zur Ellenbeuge, umfassen den Ellbogen und beschreiben möglichst große Kreise mit dem Arm Ihres Partners. Die Bewegung geht wiederum von Ihrem Zentrum aus, d. h., Sie bewegen sich nach vorn, wenn Sie den Arm nach oben bringen, und nehmen den Arm zurück nach unten, indem Sie sich selbst nach hinten bewegen.

Wiederholen Sie dies zwei- bis dreimal, und gehen Sie dann zur Behandlung des Armes über.

Der rechte Arm
Die Lungen-Leitbahn am Arm behandeln

Sie führen den Arm Ihres Partners bei der Schulterrotation nach
hinten und öffnen die Schulter, setzen sich wieder in den Fersensitz und legen sich den Arm mit der Innenseite nach oben auf
Ihre Oberschenkel. Ihre rechte Hand liegt auf der Schulter oder
etwas weiter unten auf dem großen Brustmuskel. Mit Ihrer linken Hand greifen Sie die Hand Ihres Partners. Je nachdem, wie
beweglich Ihr Partner ist, können Sie seine Handfläche in eine
Streckposition bringen. Worauf es ankommt, ist, daß Ihr Partner
eine Dehnung vom Brustkorb bis zur Hand spürt.

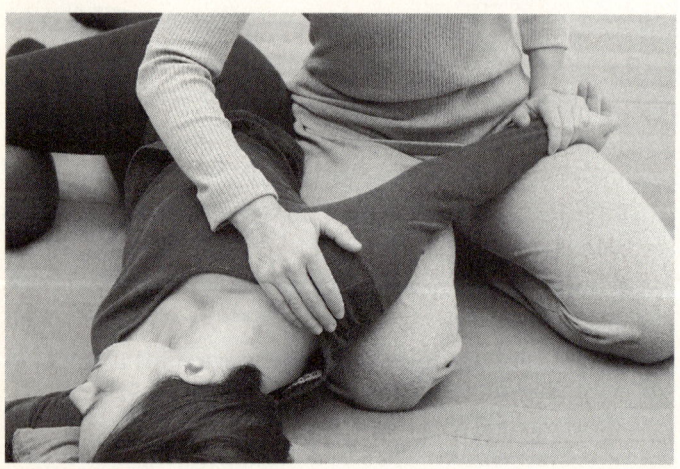

Plazieren Sie dann entweder Ihre rechte Hand oder Ihren rechten Ellbogen im Bereich des Brustmuskels etwas unterhalb des Schlüsselbeins, wo die Lungen-Leitbahn an die Oberfläche tritt. Wenn Sie den Ellbogen benutzen, seien Sie vorsichtig, daß Sie ihn nicht zu spitz aufsetzen. Scheuen Sie sich aber nicht, sich gut anzulehnen, so daß Ihr Partner eine deutliche Dehnung und einen guten Druck spürt. Ihre

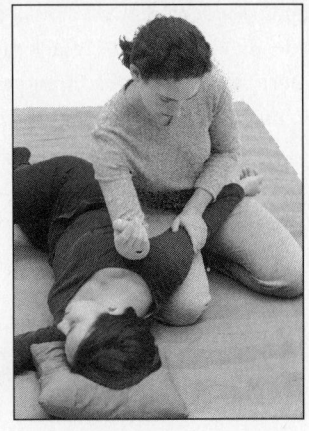

rechte Hand oder Ihr rechter Ellbogen übernimmt jetzt die Funktion der Mutterhand. Mit dem linken Handballen bearbeiten Sie die Lungen-Leitbahn von der Schulter bis zur Hand. Beginnen Sie oberhalb der Achselhöhle, wandern Sie zur Ellenbeuge und von dort aus bis zum Daumen.

Wiederholen Sie dies zwei- bis dreimal und achten dabei darauf, daß Ihre linke Schulter entspannt bleibt. Das ist in dieser Position nicht ganz einfach.

Rücken und Brustkorb
Die Blasen-Leitbahn am Rücken behandeln
Umfassen Sie die Schulter mit der rechten Hand wieder fest von vorne und legen Sie den Arm Ihres Partners mit Ihrer linken Hand locker über Ihren rechten Arm. Mit dem linken Handballen behandeln Sie jetzt die Blasen-Leitbahn rechts der Wirbelsäule von oben nach unten. Je nachdem, wie groß Ihr Partner ist, müssen Sie dafür vielleicht etwas weiter nach unten rutschen, wenn Sie seinen unteren Rücken bequem erreichen wol-

len. Wiederholen Sie die Behandlung mit dem Daumen. Drücken Sie auch hier nicht einfach mit der Hand oder dem Daumen, sondern drehen jeweils Ihren gesamten Oberkörper von Ihrem Zentrum aus zu Ihrem Partner und wieder zurück. Sie können Ihren Arm auch unterstützen, indem Sie Ihr linkes Bein aufstellen und den Arm mit dem Bein führen. Sie übertragen Ihr Gewicht dann über das Bein auf den Arm bzw. die Hand.

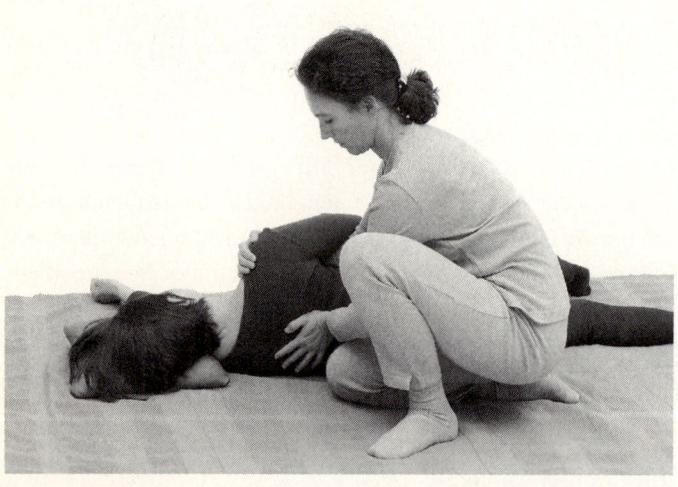

Stimulation der Wirbelsäule und Abschluß der Rückenbehandlung
Beugen Sie Ihren linken Zeigefinger und Ihren Mittelfinger an und plazieren Sie die beiden Fingergelenke wie eine Kralle links und rechts von der Wirbelsäule Ihres Partners.

Ziehen Sie Ihre Finger mit Druck zweimal entlang der Wirbelsäule nach unten und lassen Sie sie leicht vibrieren.

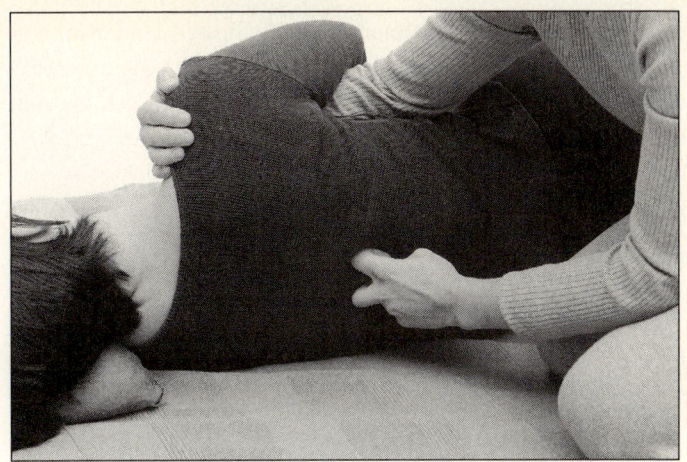

Zum Abschluß der Rückenbehandlung lösen Sie Ihre rechte Hand von der Schulter Ihres Partners und legen dessen Arm locker angebeugt vor seinen Oberkörper. Plazieren Sie Ihre rechte Hand auf dem Steißbein Ihres Partners, die linke an seinem Nacken und behalten Sie diese Position für ein paar Atemzüge bei.

Mit dem «Tigermaul» die rechte Seite des Brustkorbes behandeln

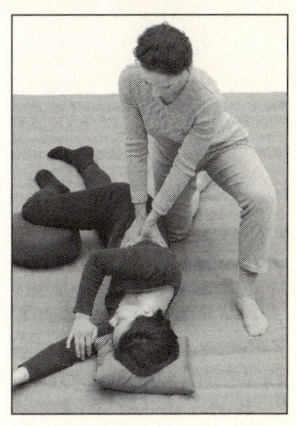

Kommen Sie auf die Knie, stellen Sie Ihr linkes Bein auf und umfassen Sie mit beiden Händen die rechte Seite des Brustkorbes Ihres Partners. Ihre Hände liegen dabei unmittelbar hintereinander, der rechte Daumen zum Rücken Ihres Partners gewandt, der linke zur Brust. Bei der Ausatmung Ihres Partners lehnen Sie sich an, bei der Einatmung nehmen Sie Ihr Gewicht etwas zurück. Beginnen Sie unterhalb der Achselhöhle und arbeiten Sie sich Stück für Stück bis zum Hüftknochen vor. Wiederholen Sie diese Technik ein- bis zweimal. Achten Sie darauf, daß Ihr Oberkörper aufgerichtet ist.

Die Beine
Die Außenseite des rechten Beines behandeln

Begeben Sie sich in die Krabbelposition, stützen Sie sich mit Ihrer linken Hand auf der Hüfte Ihres Partners auf und wandern

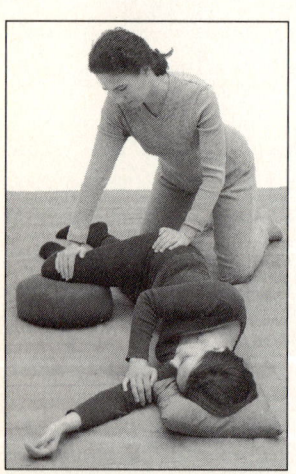

Sie zwei- bis dreimal mit der rechten Hand auf der Außenseite des Oberschenkels nach unten bis zum Knie.

Die Gallenblasen-Leitbahn, die Sie jetzt behandeln, weist in diesem Bereich sehr oft Jitsu-Stellen auf, ist hart und schmerzempfindlich. Sollte dies bei Ihrem Partner der Fall sein, bleiben Sie nicht zu lange an einer Stelle, sondern beschleunigen Sie Ihren Behandlungsrhythmus etwas.

Um die Gallenblasen-Leitbahn am Unterschenkel gut behandeln zu können, müssen Sie sich auf die andere Seite Ihres Partners begeben, so daß der rechte Unterschenkel vor Ihnen liegt. Krabbeln Sie einfach auf die andere Seite, und halten Sie dabei mit einer Hand Kontakt zu seinem Bein. Legen Sie dann Ihre rechte Hand als Mutterhand auf die Außenseite des Knies und folgen mit der anderen Hand einer Linie zwischen Schien- und Wadenbein.

Sie können dabei entweder in Krabbelposition bleiben oder sich mit gegrätschten Beinen in den Fersensitz setzen, je nachdem, wieviel Gewicht Sie abgeben möchten. Wiederholen Sie dies zwei- bis dreimal, und wandern Sie zum Schluß mit dem Daumen über den Fußrücken zur vierten Zehe, wo die Gallenblasen-Leitbahn endet.

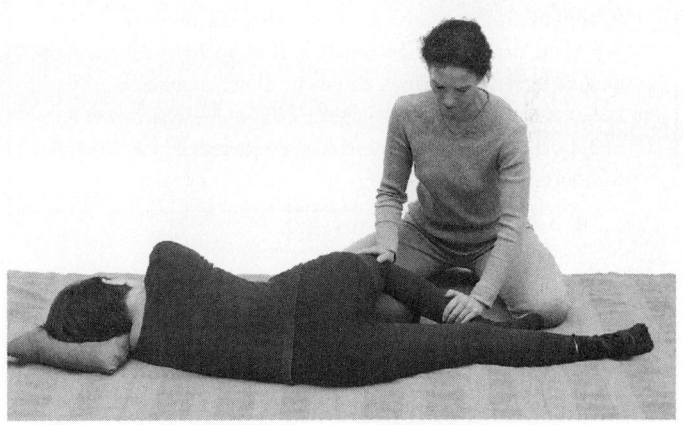

Die Leitbahnen an der Innenseite des Beines:

An der Innenseite des Beines befinden sich die drei Yin-Leitbahnen von Niere, Leber und Milz. Die Nieren-Leitbahn verläuft am weitesten hinten, die Leber-Leitbahn meist in der Mitte und die Milz-Leitbahn weiter vorne. Insbesondere im Bereich des Unterschenkels machen die Leitbahnen jedoch auch einige Zacken und überschneiden sich sogar teilweise. Um hier differenziert behandeln zu können, ist eine sehr genaue Kenntnis der Leitbahnverläufe notwendig. Für Sie ist es jedoch völlig in Ordnung, wenn Sie gleichzeitig mehrere Leitbahnen berühren.

Einige wichtige Punkte:

- Niere 3, zwischen dem inneren Fußknöchel und der Achillessehne, stärkt die Nierenenergie, hilft bei Erschöpfung, Kälte der Extremitäten, Schmerzen im Unterleib.
- Milz 6, eine Handbreit oberhalb der Oberkante des Fußknöchels, hinter dem Schienbein, ist der zentrale Punkt bei allen Arten von gynäkologischen Problemen, sei es nun bei Menstruationsbeschwerden, Ausfluß oder erschwerter Geburt. Während der Schwangerschaft darf er nicht gedrückt werden, da es sonst eventuell zu einem Abort kommen kann!
- Leber 8, auf Höhe der Kniegelenksfalte zwischen zwei Sehnen, hilft ebenfalls bei Unterleibsbeschwerden, aber auch bei wandernden Schmerzen.

Die Innenseite des linken Beines behandeln

Krabbeln Sie wieder zurück zur anderen Seite, so daß die Innenseite des linken Beines vor Ihnen liegt. Legen Sie das Bein gerade hin, falls es angewinkelt sein sollte, und bringen Sie es in eine leichte Dehnung, indem Sie sich mit Ihrer rechten Hand auf der Ferse und mit Ihrer linken irgendwo auf dem Oberschenkel aufstützen.

Bleiben Sie in Krabbelposition, lassen Ihre linke Hand als Mutterhand auf dem Oberschenkel liegen und wandern Sie mit der rechten Hand über die Innenseite der Wade nach oben bis zum Knie.

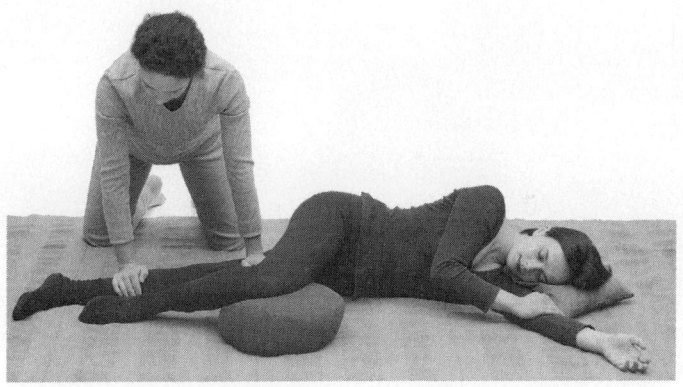

Wechseln Sie dann die Mutterhand: Plazieren Sie Ihre rechte Hand an einer guten Stelle unterhalb des Kniegelenks und wandern Sie mit der linken Hand nach oben. Behandeln Sie die Innenseite des Beines auch einmal mit dem Daumen. Seien Sie jedoch insbesondere am Unterschenkel vorsichtig, da dieser Bereich oft sehr empfindlich ist.

Begeben Sie sich zum Abschluß der Behandlung der Beininnenseiten mit gegrätschten Beinen in den Fersensitz und stützen Sie sich mit beiden Unterarmen auf dem Bein Ihres Partners auf. Ihr linker Unterarm liegt also auf dem Oberschenkel, Ihr rechter auf dem Unterschenkel Ihres Partners.

Bleiben Sie für ein paar Atemzüge in dieser Position und richten Sie sich dann wieder auf.

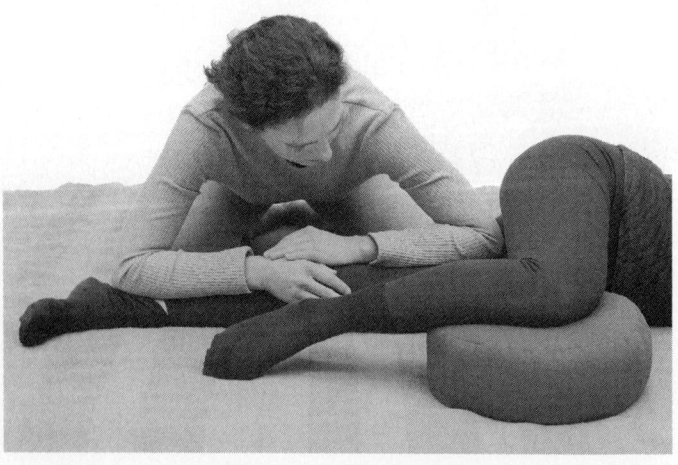

Bitten Sie Ihren Partner, sich auf die andere Seite zu legen. Beginnend mit der Schulterdehnung wiederholen Sie dann die gesamte Behandlung, die Sie soeben auf der rechten Körperseite gemacht haben, auf der linken Körperseite.

Abschluß am Hara

Zum Abschluß setzen Sie sich im Fersensitz hinter den unteren Rücken Ihres Partners und umfassen sein Hara, seine Körpermitte, mit der rechten Hand von vorne und mit der linken Hand von hinten.

Bleiben Sie für einige Atemzüge in dieser Position, bevor Sie sich klar und bestimmt von Ihrem Partner verabschieden und Ihre Hände von seinem Körper entfernen.

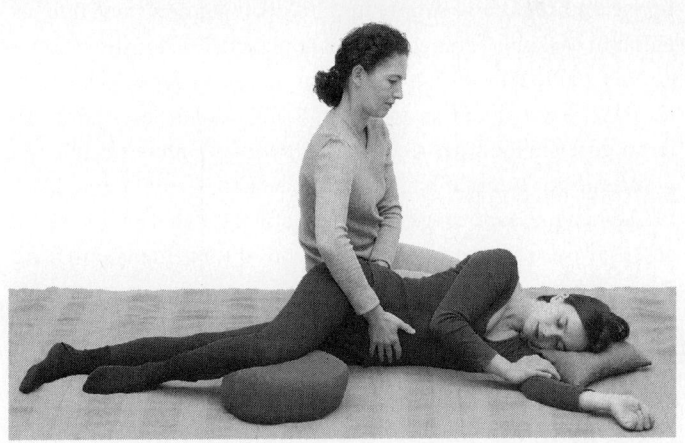

Leitbahn-Dehnungsübungen

Wie in der Daoyin-Tradition im alten China, wo Elemente von Massage, Dehnungs- und Atemübungen eine Einheit bildeten, gibt es auch beim Shiatsu Übungen, die eine wichtige Ergänzung zu den Behandlungen darstellen. Diese sogenannten Leitbahn- oder Meridian-Dehnungsübungen wurden von Shizuto Masunaga entwickelt. Angeregt durch einen Mann namens Makoho, der sich mit Hilfe bestimmter Körperübungen selbst von einer schweren Krankheit kurierte und in Japan mit dem nach ihm benannten Makoho-Übungen große Popularität erreichte, kreierte er eine große Anzahl von Übungen, die ganz spezifisch das Ki einzelner Leitbahnen ansprechen, Ki-Blockaden lösen und den harmonischen Fluß des Ki in den Leitbahnen unterstützen.

Masunagas Hauptanliegen war es, seinen Klienten eine Möglichkeit an die Hand zu geben, selbst etwas für sich zu tun, selbst aktiv zu werden. Daneben setzte er die Übungen aber auch zur Diagnose ein. Aufgrund der Schwierigkeiten, die jemand mit bestimmten Übungen hat, läßt sich deutlich erkennen, in welchen Leitbahnen seine energetischen Disharmonien liegen.

Man kann die Leitbahn-Dehnungsübungen also therapeutisch und diagnostisch ergänzend zu einer professionellen Shiatsu-Behandlung einsetzen. Aber auch unabhängig von Shiatsu-Behandlungen wirken die Übungen ausgleichend und vitalisierend und sind für jeden geeignet, der etwas für sein energetisches Gleichgewicht und seine Beweglichkeit tun will.

Die Bezeichnung «Leitbahn-Dehnungsübungen» ist im Grunde nicht ganz glücklich gewählt, denn sie suggeriert, man könne eine Leitbahn dehnen wie einen Muskel. Das aber ist nicht der Fall, denn eine Leitbahn hat im Gegensatz zu einem Muskel keine materielle Form. Was bei diesen Übungen vielmehr geschieht, ist, daß durch Dehnungen der Muskulatur, durch Körperbewegungen und -haltungen das Ki der Leitbahnen stimuliert wird, weil jede Leitbahn entsprechend ihrem inneren und äußeren Verlauf mit bestimmten Körperregionen und Muskeln in Verbindung steht.

Die Übungsreihe, die ich Ihnen zeigen möchte, stellt nur einen kleinen, aber sehr wirkungsvollen Ausschnitt aus Masunagas großem Repertoire dar. Um eine allgemein harmonisierende Wirkung zu erzielen, empfiehlt es sich, alle vorgestellten sechs Übungen in der beschriebenen Reihenfolge auszuführen. Auf diese Weise werden alle Wandlungsphasen angesprochen, und zwar in der Abfolge, in der das Ki im Körper von einer Leitbahn zur nächsten fließt. Wenn Sie damit beginnen, die Übungen zu erlernen, und dies ohne Anleitung eines Shiatsu-Therapeuten tun, ist dies auf jeden Fall die beste Variante. Sie können freilich auch einzelne Übungen herausgreifen, von denen Sie merken, daß sie Ihnen besonders guttun oder von denen Sie sich besonders herausgefordert fühlen. Wenig vorteilhaft wäre es allerdings, nur die Übungen auszuwählen, die Ihnen leichtfallen und auf die anderen zu verzichten. Dann nämlich würden Sie wahrscheinlich genau diejenigen nicht praktizieren, die Sie am notwendigsten brauchen, um Ihr Ki zu balancieren.

Die Leitbahn-Dehnungsübungen sind energetische Übungen. Aus diesem Grunde ist es nicht so wichtig, wie weit Sie bei einer bestimmten Dehnung gehen können. Es kommt eigentlich nicht darauf an, wie beweglich Sie sind, obwohl Beweglichkeit natürlich eine schöne Sache ist und durch diese Übungen auch gefördert wird. Entscheidend ist aber, daß Sie Ihren individuellen Bewegungsspielraum ausnutzen, ohne sich zu überfordern.

Spüren Sie bei den Leitbahn-Dehnungsübungen in sich hinein und nehmen Sie wahr, wo die Dehnung stattfindet, wo es Ihnen leichtfällt nachzugeben und wo Ihre Widerstände sind. Wenn Sie sich bei allen Übungen gleichermaßen wohl fühlen, bedeutet dies, daß Ihr Ki sehr ausgeglichen ist, doch das ist zugegebenermaßen eher selten. Alle Widerstände, Starrheiten, Schmerzempfindungen, aber auch Überbeweglichkeiten oder die Unfähigkeit, überhaupt ein Dehnungsempfinden zu erreichen, deuten auf energetische Disharmonien in den der jeweiligen Übung zugeordneten Wandlungsphasen hin.

Um sich selbst besser kennenzulernen, sollten Sie die Leitbahn-Dehnungsübungen über einen längeren Zeitraum regelmäßig, am besten täglich, praktizieren. Dann werden Sie beobachten können, wie sich Ihr Empfinden während der Übungen immer wieder verändert. Sie werden durch die Übungsroutine zwar im Laufe der Zeit langsam, aber sicher immer beweglicher und energetisch ausgeglichener. Abhängig von Ihrem körperlichen und psychischen Gesamtbefinden, Ihrer Streßbelastung sowie der Tageszeit und vielen anderen Faktoren, werden Ihnen aber trotzdem bestimmte Übungen mal leichter und mal schwerer fallen. Achten Sie auf solche Zusammenhänge. Vielleicht können Ihnen ja die im ersten Abschnitt dieses Buches genannten Zuordnungen zu den einzelnen Wandlungsphasen und den Funktionskreisen dabei helfen, sie zu verstehen (siehe hierzu: Fünf Wandlungsphasen und zwölf Funktionskreise, S. 48 ff.).

Konzentrieren Sie sich aber nicht nur auf die körperlichen Widerstände, mit denen Sie gegebenenfalls bei einer Übung zu kämpfen haben, sondern ebenso auf gefühlsmäßige Reaktionen und innere Widerstände. Die Stimulation des Leitbahn-Ki kann auch die mit den jeweiligen Wandlungsphasen verbundenen Emotionen wecken. Nehmen Sie solche Gefühle einfach war, ohne sie zu bewerten, und beobachten Sie, ob die nächste Übung etwas an Ihrem Gefühlszustand verändert.

Bei manchen Übungen werden Sie den Verlauf der Leitbahnen, die angesprochen werden sollen, sofort spüren, bei anderen wird dies weniger der Fall sein. Dies hängt sowohl von Ihrer persönlichen Verfassung als auch von den jeweiligen Leitbahnen selbst ab. Da Masunaga die Leitbahn-Dehnungsübungen auf der

Basis seines erweiterten Leitbahnsystems entwickelt hat, werden Sie außerdem Dehnungen in Bereichen spüren, die über den klassischen Verlauf der Leitbahnen hinausgehen. Zu Ihrer Orientierung werde ich bei jeder Übung angeben, wo Sie die Dehnungen hauptsächlich spüren sollten.

Es gibt keine fest vorgeschriebene Zeitdauer, die Sie für die Leitbahn-Dehnungsübungen aufbringen sollten. Auch hier sind individuelle Faktoren entscheidend. Zu Beginn empfiehlt es sich jedoch, in jeder Dehnung für drei Atemzüge zu verbleiben, sich kurz zu entspannen und sie dann noch einmal zu wiederholen. Auf diese Weise brauchen Sie eine gute Viertelstunde, um die gesamte Übungsreihe durchzuführen.

Meiner Erfahrung nach ist es am günstigsten, die Leitbahn-Dehnungsübungen morgens nach dem Aufstehen zu praktizieren, wenn man dies regelmäßig tun will. Zwar fällt das Dehnen morgens etwas schwerer als abends. Die Konzentration für energetische Übungen ist jedoch morgens, wenn man nicht das ganze Tagesgeschäft im Kopf hat, am besten. Außerdem hilft eine morgendliche Übungsroutine, entspannter und ausgeglichener in den Tag hineinzugehen.

Es spricht jedoch grundsätzlich auch nichts dagegen, die Leitbahn-Dehnungsübungen abends oder irgendwann im Laufe des Tages zu machen. Wann auch immer Sie die Übungen machen: Tun Sie es nicht unmittelbar nach dem Essen, sondern frühestens eine Stunde nach größeren Mahlzeiten.

Ein Wort noch zur Atmung, bevor ich zu den Übungen selbst komme: Bei den Leitbahn-Dehnungsübungen geht man, wie gewohnt, mit der Ausatmung in die Dehnposition hinein, da man beim Ausatmen besser nachgeben kann. Anders als gewohnt, geht man jedoch auch mit der Ausatmung wieder aus der Dehnung heraus, weil dies die vitalisierende Wirkung der Übungen verstärkt. Atmen Sie also immer noch einmal tief ein, bevor Sie die Dehnposition mit der Ausatmung auflösen.

Lungen- und Dickdarm-Leitbahn
(Wandlungsphase Metall)

Stellen Sie sich aufrecht hin, die Füße parallel zueinander und schulterbreit voneinander entfernt. Beugen Sie Ihre Knie leicht an und finden Sie einen stabilen Stand. Verlagern Sie dazu Ihr Gewicht innerhalb der Fußsohle im Wechsel etwas nach vorne und etwas nach hinten, bis Sie Ihre ideale Standposition gefunden haben. Verschränken Sie Ihre beiden Daumen hinter Ihrem Rücken bzw. Gesäß ineinander und führen Sie die gestreckten Arme beim Einatmen langsam so weit nach oben, wie es Ihnen bei aufgerichtetem Rücken möglich ist. Gehen Sie wirklich in Ihre Maximalposition und atmen tief in Ihren weit gedehnten Brustkorb ein.

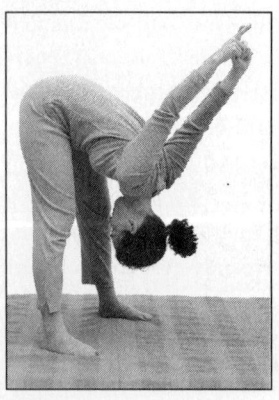

Atmen Sie dann langsam aus und bewegen Sie sich dabei zunächst mit gestrecktem Rücken nach vorne, bis Rücken und Kopf die Waagerechte erreicht haben, und lassen Sie dann Ihren Oberkörper entspannt nach unten sinken. Die Arme bleiben während der gesamten Zeit nach hinten bzw. oben gestreckt. Daumen und Zeigefinger, an denen sich die End- bzw. Anfangspunkte von Lungen- und Dickdarm-Leitbahn befinden, sollten gestreckt nach oben zeigen, die anderen Finger entspannt angebeugt sein. Rücken und Kopf hängen einfach nur locker nach unten. Atmen Sie dreimal tief ein und aus.

Atmen Sie tief ein und kommen Sie mit dem Ausatmen wieder in den aufrechten Stand. Lösen Sie Ihre Daumen voneinander und bleiben Sie für ein paar Atemzüge ruhig und entspannt ste-

Selbsthilfe-Shiatsu

Die Dehnung sollten Sie bei dieser Übung vor allem im oberen Brust- und Schultergürtelbereich, in den Armen bis zum Daumen und Zeigefinger und an der Rückseite der Beine spüren.

Stichworte zur Wandlungsphase Metall:

• Aufnahme von Ki und Ausscheidung
• Konzentration, Abschied nehmen, Traurigkeit

hen. Hat sich etwas verändert an Ihrer Haltung, Ihrer Atmung, Ihrer Stimmung? Wie fühlt sich Ihr Brustraum an?

Verschränken Sie Ihre Daumen dann wieder hinter Ihrem Gesäß ineinander, dieses Mal aber in der anderen Reihenfolge (d. h., der Daumen, der beim ersten Mal unten lag, liegt jetzt oben) und wiederholen Sie die Übung. Kommen Sie nach drei Atemzügen wieder in die Standposition zurück und spüren Sie wieder kurz, wie Sie sich fühlen, bevor Sie zur nächsten Übung übergehen.

Milz- und Magen-Leitbahn (Wandlungsphase Erde)

Für die Wandlungsphase Erde möchte ich Ihnen zwei Übungsvarianten anbieten. Wenn Sie Probleme mit dem unteren Rücken oder den Knien haben, sollten Sie auf jeden Fall die zweite Variante wählen. Ansonsten können Sie einfach ausprobieren, welche Übung Ihnen mehr entspricht.

1. Übungsvariante

Begeben Sie sich in den Fersensitz, lehnen Sie sich etwas nach hinten und stützen Sie sich auf Ihren Händen seitlich vom Körper ab. Heben Sie den Brustkorb etwas an und strecken Sie den Hals, indem Sie den Kopf etwas nach hinten nehmen, ihn aber keinesfalls nach hinten hängenlassen. Beim nächsten Ausatmen stützen Sie sich auf den Unterarmen ab, wodurch sich die Dehnung der Oberschenkelmuskulatur schon beträchtlich verstärkt. Vielleicht reicht Ihnen diese Dehnung bereits.

Wenn Ihr Bewegungsspielraum jedoch noch nicht ausgereizt ist, können Sie Ihren Rücken auch ganz am Boden ablegen und eventuell sogar Ihre Arme zur Verstärkung der Dehnung nach oben führen und oberhalb Ihres Kopfes gestreckt auf den Boden legen.

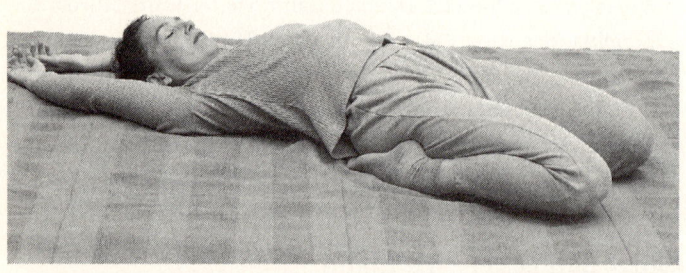

Sie sollten dies jedoch nur dann tun, wenn Ihre Knie dabei am Boden bleiben können. Sobald die Knie durch die Spannung auf der Oberschenkelmuskulatur nach oben gezogen werden, sind Sie zu weit gegangen. Stützen Sie sich in diesem Fall lieber wieder auf die Unterarme auf.

Bleiben Sie für drei Atemzüge in der Dehnung und kommen Sie dann mit dem nächsten Ausatmen vorsichtig und eventuell schrittweise (wenn Sie ganz am Boden gelegen haben) wieder in die Sitzposition zurück. Spüren Sie die Aktivierung Ihrer gesamten Körpervorderseite? Nehmen Sie die Veränderungen wahr und wiederholen die Übung dann noch einmal.

2. Übungsvariante

Begeben Sie sich in den Fersensitz, lehnen Sie sich etwas nach hinten und stützen Sie sich auf Ihren Händen seitlich vom Körper ab. Heben Sie beim nächsten Ausatmen Ihr Gesäß an und bringen Sie Ihr Hara und Ihren Brustkorb so weit wie möglich nach oben, so daß Sie eine Art Bogen von den Knien über die Oberschenkel, die Leisten, den Oberkörper und den Hals bis zum Kopf formen.

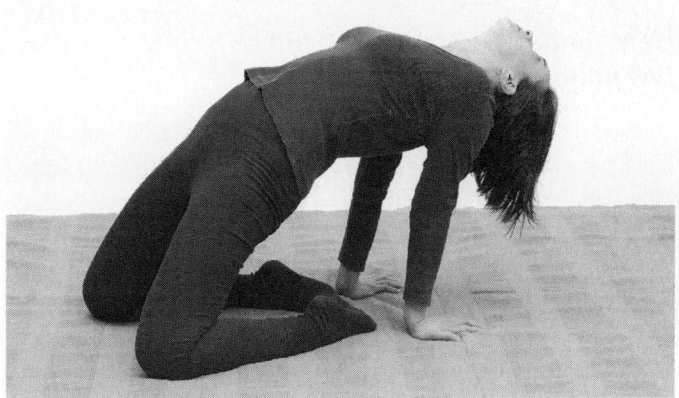

Lassen Sie den Kopf auch bei dieser Variante nicht nach hinten hängen, sondern strecken Sie Ihren Hals nach hinten, so daß die Vorderseite gedehnt wird.

Bleiben Sie für drei Atemzüge in der Dehnung, kommen Sie wieder in die Sitzposition zurück und wiederholen Sie die Übung nach einer kurzen Ruhephase dann noch einmal.

Bei diesen Übungen sollten Sie die Dehnung an der Vorderseite der Beine, im Leistenbereich und mittig über den gesamten Oberkörper bis zum Hals spüren.

Stichworte zur Wandlungsphase Erde:

- Aufnahme von Nahrung, Verdauung
- Weisheit, praktische Intelligenz, Sorge, Grübeln

Herz- und Dünndarm-Leitbahn (Wandlungsphase Feuer)

Setzen Sie sich mit dem Gesäß auf den Boden, beugen Sie zunächst die Knie an und lassen Sie die Beine dann nach außen fallen, so daß sich die Fußsohlen berühren, während die Knie nach außen zeigen. Ziehen Sie die Füße so dicht wie möglich an Ihren Körper heran und lassen Sie die Knie so weit wie möglich nach unten sinken, ohne jedoch irgend etwas erzwingen zu wollen. Wichtig dabei ist, daß Ihr Rücken gerade bleiben kann und Sie Ihr Becken nicht zu sehr nach hinten kippen müssen.

Umfassen Sie Ihre Füße mit beiden Händen und lassen Sie Ihren Oberkörper beim nächsten Ausatmen so weit wie möglich nach vorne sinken. Ihr Rücken sollte sich dabei möglichst wenig runden. Kippen Sie vielmehr Ihr Becken nach vorne, lassen Sie den Oberkörper nach vorne sinken und ziehen Sie nur leicht mit den Ellbogen nach unten.

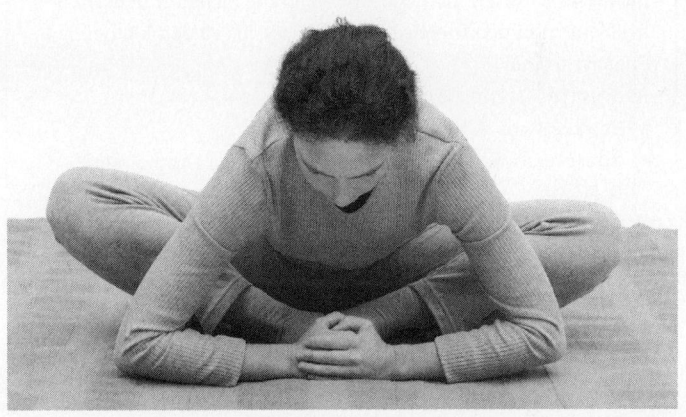

Wenn Sie in den Armen keine Dehnung empfinden, probieren Sie es mit folgender Variante: Lösen Sie Ihre Hände von den Füßen, verschränken Sie die Finger ineinander und drehen Sie die Hände so, daß die Kleinfingerseite von Ihnen weg zeigt. Üben Sie nun mit den Händen und den Ellbogen einen etwas stärkeren Zug nach vorne und unten aus, ohne dabei aber Ihre Schulter zu verkrampfen.

Bleiben Sie für drei Atemzüge in der Dehnposition und versuchen Sie, sich bei jedem Ausatmen noch ein Stückchen weiter sinken zu lassen. Kommen Sie dann mit dem Ausatmen wieder hoch.

Bei dieser Übung bringt man, wie man in China und Japan sagt, die «Fünf Herzen» zusammen: die beiden Fußsohlen, die Handinnenflächen und die Herzregion. In diesem Sinne ist es eine ruhige Übung, bei der Sie Ihre Konzentration ganz nach innen richten sollten. Atmen Sie ruhig und tief und wiederholen Sie die Übung dann noch einmal.

Bei dieser Übung sollten Sie eine Dehnung an den Innenseiten der Beine und den Innenseiten der Arme bis zu den kleinen Fingern spüren.

Stichworte zur Wandlungsphase Feuer:

- Blutkreislauf, Körperwärme
- Interpretation, Integration von Lebenserfahrung, Freude, Begierde

---

Nieren- und Blasen-Leitbahn (Wandlungsphase Wasser)

Strecken Sie Ihre Beine aus und sitzen Sie gerade. Wenn Ihnen dies sehr schwerfällt und Ihr Becken zu stark nach hinten kippt, sollten Sie sich ein Kissen zur Unterstützung unter das Gesäß legen. Atmen Sie tief ein, verschränken Sie Ihre Hände ineinander und drehen Sie sie so, daß die Handflächen von Ihnen weg zeigen. Strecken Sie die Arme nach oben über den Kopf. Beim Ausatmen strecken Sie Ihren gesamten Oberkörper und die Arme nach vorne. Achten Sie darauf, daß Sie Ihren Rücken nicht rund machen, sondern das Becken nach vorne kippen und von da aus nach vorne kommen.

Selbsthilfe-Shiatsu

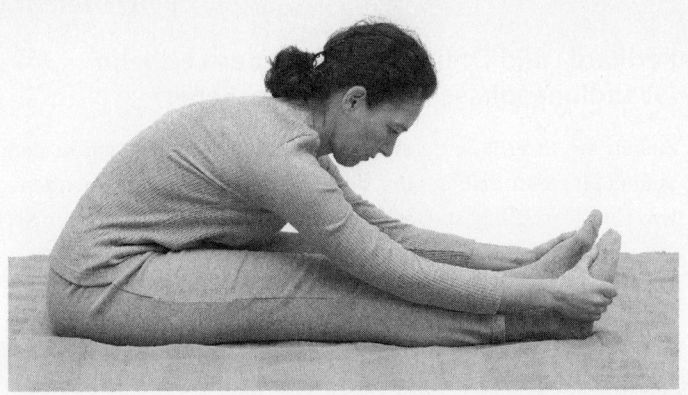

Je nachdem, wie beweglich Sie sind, können Sie mit den Händen Ihre Füße oder die Unterschenkel umfassen. Verbleiben Sie für drei Atemzüge in dieser Position. Atmen Sie tief ein und aus, spüren Sie, wie Ihr Rücken immer länger wird, und lassen Sie sich bei jedem Ausatmen noch ein wenig tiefer sinken. Ihr Rücken bleibt die ganze Zeit über in einer aktiven Streckposition. Legen Sie Ihren Oberkörper nicht einfach bequem ab!

Richten Sie sich mit dem Ausatmen wieder auf, und nehmen Sie wahr, wie sich Ihre gedehnte Rückseite anfühlt. Wiederholen Sie die Übung nach einer kurzen Pause.

Bei dieser Übung sollten Sie die Dehnung vor allem an den Rückseiten der Beine und am gesamten Rücken entlang der Wirbelsäule bis zum Kopf spüren.

Stichworte zur Wandlungsphase Wasser:

• Reinigung, Antrieb
• Lebenswille, Urvertrauen, Angst

Perikard- und Dreifacher Erwärmer-Leitbahn (Wandlungsphase [ergänzendes] Feuer)

Ziehen Sie Ihre Füße zu sich heran und setzen Sie sich in den Schneider-, den halben oder den ganzen Lotossitz, je nachdem, was für Sie möglich ist. Überkreuzen Sie Ihre Arme, umfassen Sie mit den Händen das jeweils gegenüberliegende Knie und lassen Sie Ihren Oberkörper mit der Ausatmung etwas nach vorne und unten sinken. Achten Sie auch hier wieder darauf, daß sich Ihr Rücken nicht zu stark krümmt und Sie im Beckenbereich «loslassen».

Ziehen Sie jetzt Ihre Ellbogen in Richtung Hara und drücken Sie mit Ihren Knien nach außen, also in die entgegengesetzte Richtung.

Bleiben Sie für einige Atemzüge in dieser Spannung, atmen Sie aber ganz ruhig weiter und lösen Sie die Position dann wieder auf.

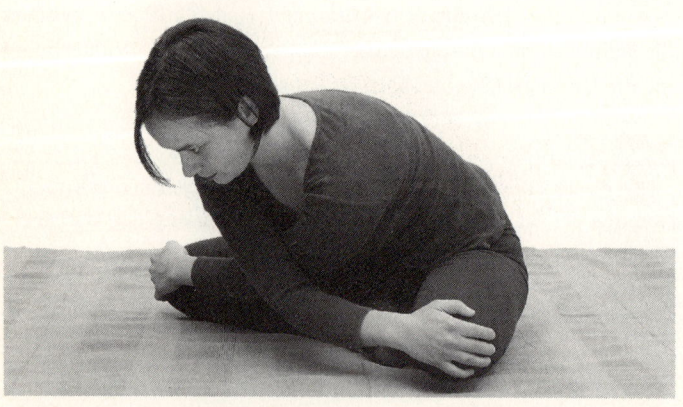

Kommen Sie wieder zurück in Ihre Ausgangsposition, vertauschen Sie die Bein- und Armpositionen (das Bein, das vorher unten lag, liegt jetzt oben; der Arm, der vorher vorne war, ist jetzt hinten) und lassen Sie sich nach einer kurzen Pause mit der Ausatmung wieder nach vorne sinken. Legen Sie Ihre Arme dieses Mal so auf Ihre Knie, daß Ihre Handflächen nach oben zeigen. Strecken Sie Ihre Hände nach unten, so daß die Innenseiten Ihrer Arme gedehnt werden, und wiederholen Sie dann die Übung wie vorher: Ziehen Sie Ihre Ellbogen in Richtung Hara, drücken Sie Ihre Knie nach außen und halten Sie die Spannung für ein paar Atemzüge.

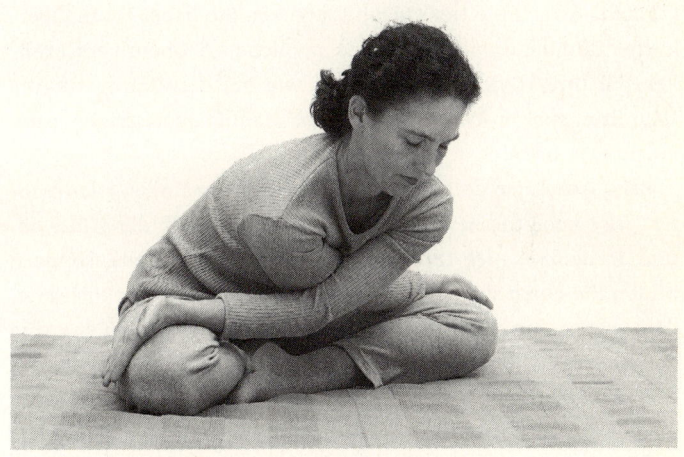

Bei dieser Übung geht es weniger um die Dehnung als um die Aktivierung der Leitbahn-Energie durch Anspannung der entsprechenden Muskulatur. Sie spüren diese Aktivierung an den Außen- oder Innenseiten der Arme (je nach Position der Arme) sowie an den Außenseiten der Beine.

Stichworte zur Wandlungsphase (ergänzendes) Feuer:
- Zirkulation, Schutz

Leber- und Gallenblasen-Leitbahn (Wandlungsphase Holz)

Strecken Sie Ihre Beine aus und grätschen Sie sie, so gut Sie es können. Atmen Sie tief ein und strecken Sie dabei Ihren Oberkörper und die Arme so weit wie möglich nach oben. Verschränken Sie Ihre Hände dabei wieder wie bei der Übung für die Wandlungsphase Wasser, d. h. Ihre Handflächen zeigen nach vorne bzw. oben.

Beim Ausatmen dehnen Sie sich langsam zur linken oder rechten Seite nach unten. Knicken Sie nicht oberhalb der Hüfte ab, und drehen Sie auch Ihren Oberkörper nicht zur Seite, sondern bilden Sie einen Bogen von der Hüfte über die Brustkorbseite, den oberen Arm bis hin zur Hand. Ihr Blick bleibt nach vorne gerichtet.

Je nachdem, wie weit Sie kommen, bleiben Sie mit Ihren Armen in der Luft, stützen sich mit dem Ellbogen Ihres unteren Armes auf Ihrem Unterschenkel oder auch vor diesem auf dem Boden ab. Atmen Sie tief in die gedehnte Seite und bleiben Sie für drei Atemzüge in dieser Position.

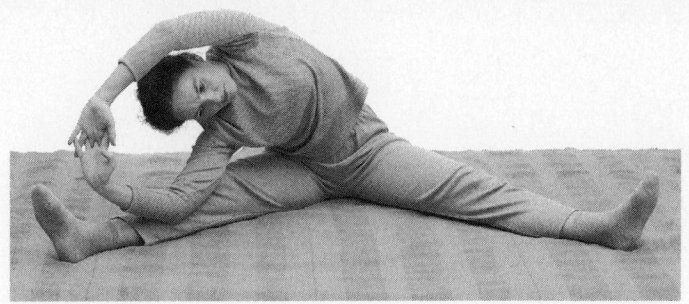

Kommen Sie mit dem Einatmen langsam zur Mitte zurück, indem Sie Ihre Arme nach oben führen und sich gerade aufrichten. Atmen Sie zwei- bis dreimal tief durch und dehnen sich dann zur anderen Seite. Bleiben Sie auch dort wieder für drei Atemzüge. Kommen Sie dann zur Mitte zurück und lösen die Übung auf, indem Sie Ihre Arme langsam sinken lassen und die Grätschposition verlassen. Nehmen Sie sich Zeit, um nachzuspüren, wie diese Übung auf Sie gewirkt hat.

Bei dieser Übung spüren Sie die Dehnung deutlich entlang der Körperseiten sowie an den Beininnenseiten.

Stichworte zur Wandlungsphase Holz:

- Verteilung von Ki
- Inspiration, Wachstum, Planung, Entscheidung, Wut

Nachwort

Wie kaum eine andere fernöstliche Heilkunst hat sich Shiatsu in den letzten zehn Jahren in einem rasanten Tempo im Westen verbreitet. Eine offizielle Anerkennung innerhalb des Gesundheitssystems blieb indes bisher aus. Ich möchte dieses Buch mit einigen Gedanken zu einer möglichen Zukunft des Shiatsu in Europa und zum Berufsbild des Shiatsu-Therapeuten abschließen.

Das Bestreben der europäischen Shiatsu-Gesellschaften, den Berufsstand des Shiatsu-Therapeuten zu etablieren, birgt weitaus mehr Probleme, als dies jemandem, der nicht genauestens mit unserem Gesundheitssystem vertraut ist, klar sein dürfte. Die Gesetzeslage in den meisten europäischen Ländern sieht es derzeit nicht vor, daß Nichtmediziner Behandlungen – welcher Art auch immer – durchführen dürfen. Lediglich in den Niederlanden gilt seit 1993 ein Gesetz, das innerhalb des privaten Gesundheitswesens grundsätzlich jedem die Ausübung der Medizin erlaubt, wobei allerdings die Schädigung der Gesundheit eines Patienten strafbar ist. Gewisse Ausnahmen gelten außerdem vor allem in England und Irland, wo aufgrund eines Gewohnheitsrechtes traditionell auch Paramediziner ihre Dienste anbieten dürfen, sowie in Dänemark und Schweden, wo Nichtmediziner zumindest innerhalb gewisser Grenzen zugelassen sind. In Deutschland und in Teilen der Schweiz gibt es schließlich neben dem Ärztestand und den diesem zugeordneten medizinischen Hilfsberufen (Krankengymnasten, Masseure, Logopäden etc.) auch den Berufsstand der Heilpraktiker, dem – mit einigen Einschränkungen – das Recht zur Behandlung kranker Menschen zugebilligt wird.

Betrachtet man Shiatsu als eine Therapiemethode zur Behandlung von Krankheiten, so bedeutet dies konsequenterweise, daß Shiatsu-Therapeuten, von den genannten Ausnahmen abgesehen, entweder Ärzte oder Heilpraktiker sein müssen. Krankengymnasten oder Masseure können zwar ebenfalls Shiatsu praktizieren, dürfen dies allerdings laut Gesetz nur auf Weisung bzw. in Absprache mit dem überweisenden Arzt tun.

Ein großer Teil der Shiatsu-Praktizierenden sieht allerdings seine Profession gar nicht im Bereich der Behandlung Kranker, sondern vielmehr in der Gesundheitsvorsorge, diesem von der westlichen Medizin so schmählich vernachlässigten Feld. Gerade hier haben die östliche Medizin und insbesondere das Shiatsu auch besonders viel zu bieten, und die auf die Prävention ausgerichteten Shiatsu-Praktiker lehnen es aus diesem Grunde ab, zusätzlich zu ihrer Shiatsu-Ausbildung noch eine medizinische Ausbildung zu absolvieren. Sie sehen Ihre Aufgabe eher in der Beratung, Unterstützung oder Begleitung als in dem, was klassischerweise als Behandlung oder Therapie verstanden wird.

Ich persönlich halte beide Bereiche für wichtig, die Therapie sowie die Prävention, und ich hoffe, daß es den Shiatsu-Praktizierenden gelingt, sich im Laufe der Zeit verschiedene Bereiche innerhalb des Gesundheitssystems zu erschließen. So unterschiedlich die Auffassungen einzelner Interessengruppen innerhalb des Shiatsu auch sein mögen, gemeinsam ist ihnen das Bestreben, an der Qualität des Shiatsu, der Aus- und Fortbildungen zu arbeiten, und hier ist bereits in den vergangenen Jahren viel passiert. Das Berufsbild des Shiatsu-Therapeuten, Shiatsu-Praktikers oder wie auch immer man den Shiatsu-Ausübenden nennen mag, ist aber noch längst nicht klar definiert, sondern befindet sich noch in einem Entwicklungsstadium.

Ich habe bereits darauf hingewiesen, daß Shiatsu zwar in der Tradition der klassischen chinesischen bzw. japanischen Medizin steht, sich aber den kulturellen und sozialen Gegebenheiten im Westen anpaßt. Im Unterschied etwa zur chinesischen Medizin, wo viele Praktiker nach China fahren, um dort zu lernen, orientiert sich kaum ein Shiatsu-Therapeut im Westen daran, wie heutzutage in Japan Shiatsu praktiziert wird. Abhängig vom Ausbildungshintergrund der Therapeuten kristallisieren sich vielmehr langsam unterschiedliche Ausrichtungen des Shiatsu im Westen heraus. So verfolgen Therapeuten mit einer Ausbildung in Traditioneller Chinesischer Medizin oftmals eine eher medizinische Richtung, Krankengymnasten versuchen, Shiatsu für ihre Arbeit zu nutzen, psychotherapeutisch ausgebildete Praktiker integrieren gesprächs- oder körpertherapeutische Ansätze. Man darf gespannt sein, wohin diese Entwicklungen noch führen werden!

Anhang

Adressen

Die Shiatsu-Gesellschaften im deutschsprachigen Raum

Bei den Shiatsu-Gesellschaften erhalten Sie auf Anfrage Listen der anerkannten Shiatsu-Therapeuten und -Therapeutinnen sowie der anerkannten Shiatsu-Ausbildungsstätten. Darüber hinaus können Sie sich aber auch mit aktuellen Fragen etwa zur Erstattungspraxis der Krankenkassen o. ä. an die Geschäftsstellen wenden.

Gesellschaft für Shiatsu in Deutschland (GSD)
Geschäftsstelle (Ulrike Haffke)
Winterfeldtstr. 97
10777 Berlin
Tel. 0 30 / 2 18 37 03

Österreichischer Dachverband für Shiatsu
Geschäftsstelle
Postfach 109
A-1217 Wien
Tel. 02 22 / 2 58 08 49

Shiatsu-Gesellschaft Schweiz
Postfach 417
CH-4153 Reinach 1
Tel. 0 61 / 7 11 90 40

Große Shiatsu-Schulen im deutschsprachigen Raum

Europäisches Shiatsu Institut (E. S. I.)
E. S. I. Heidelberg
Postfach 25 11 28
67079 Heidelberg
Tel. 06221/184065
Hier können Sie auch die Adressen der anderen E. S. I.-Zentren in Deutschland (Berlin, München, Münster), Österreich (Wien), der Schweiz (Zürich, Basel) und Italien (Turin, Mailand, Rom) bekommen.

Iokai Shiatsu Academie d'Europe
Tilman Gaebler
Postfach 113
72403 Bisingen
Tel. 07476/3405
Ausbildungszentren innerhalb Deutschlands in Ulm, Köln, Stuttgart/Tübingen und Regensburg

Internationale Shiatsu-Schule (ISS)
IMI-Kiental
CH-3723 Kiental
Tel. 033/6762676

Shambhala Shiatsu-Schule
Josefstädterstr. 5/13
A-1080 Wien
Tel. 0222/4084786

Literatur

Quellenangaben

Beresford-Cooke, Carola: *Shiatsu Theory and Practice*.
New York, Edinburgh, London u. a. 1996

Cohen, Sherry S.: *Zärtlichkeit heilt*. Genf, München 1994

Daiker, Ilona: *Wissenswertes über Shiatsu*. Hamburg 1997

Daiker, Ilona / Kirschbaum, Barbara:
Die Heilkunst der Chinesen. Reinbek bei Hamburg 1997

DAO *Sonderheft Shiatsu*. Hamburg 1995

Endo, Ryokyu: *Tao Shiatsu. Life Medicine for the 21st Century*.
Tokyo, New York 1995

Gesellschaft für Shiatsu in Deutschland (GSD): *Shiatsu-Journal*.
Berlin

Jarmey, Chris / Mojay, Gabriel: *Das große Shiatsu Handbuch*.
Bern, München, Wien 1993

Juhan, Deane: *Körperarbeit. Die Soma-Psyche-Verbindung*.
München 1992

Kaptchuk, Ted: *Das große Buch der chinesischen Medizin*.
München, Bern, Wien 1990

Maciocia, Giovanni: *Die Grundlagen der Chinesischen Medizin*.
Kötzting / Bayer. Wald 1994

Masunaga, Shizuto / Ohashi, Wataru: *Das große Buch der
Heilung durch Shiatsu*. München, Bern, Wien 1992 (6. Aufl.)

Masunaga, Shizuto: *Zen Imagery Exercises*.
Tokyo, New York 1987

Namikoshi, Toru: *Das große Buch des Shiatsu*. Basel 1992

Ohashi, Wataru: *Shiatsu. Die japanische Fingerdrucktherapie*.
Freiburg i. Br. 1977

Olvedi, Ulli: *Yi Qi Gong. Das Stille Qi Gong*.
Bern, München, Wien 1994

Rappenecker, Wilfried: *Yu Sen. Sprudelnder Quell*. Waldeck 1990

Zum Weiterlesen

Shiatsu

Daiker, Ilona: *Wissenswertes über Shiatsu*.

Kolibri Verlag, Hamburg 1997

Dieses rein theoretisch orientierte Büchlein beantwortet die wichtigsten Fragen rund um das Shiatsu und eignet sich insbesondere für interessierte Laien und Shiatsu-Praktiker zu Beginn ihrer Ausbildung, die einen Überblick über die Besonderheiten und Möglichkeiten des Shiatsu bekommen wollen.

DAO *Sonderheft Shiatsu*. Kolibri Verlag, Hamburg 1995

Das Sonderheft Shiatsu gibt einen guten Überblick über den derzeitigen Stand der Shiatsu-Entwicklung im deutschsprachigen Raum. Mit Artikeln von Klaus Metzner, Wilfried Rappenecker, Wataru Ohashi, Pamela Ferguson, Cliff Andrews, Bruno und Anna-Christa Endrich, Gabriele Jones u. v. a.

Ferguson, Pamela: *Shiatsu für alle*. Trias Verlag, Stuttgart 1995

Ein reich bebildertes, gut nachvollziehbares Buch zu den Möglichkeiten der Selbstbehandlung bzw. Behandlung von Freunden / Freundinnen und Familienangehörigen mit Basistechniken aus dem Shiatsu. Strukturiert nach verschiedenen Indikationsbereichen.

Jarmey, Chris / Mojay, Gabriel: *Das große Shiatsu Handbuch*.

O. W. Barth Verlag, Bern, München, Wien 1993

Das ausführlichste Buch über Shiatsu, das derzeit auf dem Markt ist und auch für Nicht-Mediziner in verständlicher Weise die Grundlagen der Traditionellen Chinesischen Medizin vermittelt. Geeignet für Shiatsu-Therapeuten.

Kodratoff, Yves / Gaebler, Tilman: *Meridian-Shiatsu*.

Sphinx Verlag, Basel 1993

Das einzige Buch, in dem die Masunaga-Meridiane nicht nur detailliert abgebildet, sondern auch beschrieben werden. Nur für fortgeschrittene Shiatsu-Therapeuten zu empfehlen.

230

Masunaga, Shizuto / Ohashi, Wataru:
Das große Buch der Heilung durch Shiatsu.
O. W. Barth Verlag, München, Bern, Wien 1992 (6. Aufl.)
Das nunmehr schon klassische und einzige deutschsprachige Buch von Masunaga, entstanden in Zusammenarbeit mit Ohashi. Für Anfänger eher ungeeignet, für Fortgeschrittene jedoch nach wie vor empfehlenswert.

Masunaga, Shizuto: *Zen Imagery Exercises.*
Japan Publications, Tokyo, New York 1987
(auf deutsch ab Sommer 1998: *Zen Shiatsu-Meridianübungen.*
Felicitas Hübner Verlag, Waldeck)
In diesem Buch werden neben den klassischen Leitbahn-Dehnungsübungen noch diverse Übungen zur Aktivierung der Leitbahn-Energien beschrieben. Interessant für Therapeuten und Laien.

Metzner, Klaus: *Shiatsu. Heilsame Berührung.*
Gräfe und Unzer Verlag, München 1991
Ein Büchlein, das dazu einlädt, erste Shiatsu-Schritte allein bzw. zu Hause im Freundeskreis zu machen. Gut geeignet als praktische Einführung in das Shiatsu.

Ohashi, Wataru: *Ohashis neues Buch der Körperarbeit.*
Bauer Verlag, Freiburg i. Br. 1997
In Ohashis Shiatsu steht das Wohl des Gebenden im Vordergrund, und entsprechend geht es in diesem Buch vor allem um die Körperhaltung des Therapeuten. Mit vielen farbigen Abbildungen, sowohl für Anfänger als auch Fortgeschrittene geeignet.

Rappenecker, Wilfried: *Yu Sen. Sprudelnder Quell.*
SSG Verlag, Waldeck 1990
Eine sehr gute, sowohl theoretisch als auch praktisch orientierte Einführung in das Shiatsu mit auffallend schön gezeichneten Illustrationen. Vor allem geeignet für jene, die mit einer Shiatsu-Ausbildung beginnen wollen.

Körperarbeit

Cohen, Sherry S.: *Zärtlichkeit heilt.*

Ariston Verlag, Genf, München 1994
Ein Buch über die vielfältigen Funktionen von Berührung, das die Wichtigkeit taktiler Reize auf verschiedenen Ebenen beschreibt, angefangen bei der Säuglingspflege, über die Sexualität bis zur therapeutischen Berührung. Verschiedene Formen der Körperarbeit werden kurz, zum Teil leider etwas oberflächlich skizziert.

Gach, Michael: *Aku-Yoga. Gesund durch freien Fluß der Lebenskräfte.* Kösel Verlag, München 1985
Ein Übungsbuch, in dem Yoga und Akupressur auf gut nachvollziehbare Art verbunden werden. Geeignet für alle, die etwas für sich tun wollen.

Juhan, Deane: *Körperarbeit. Die Soma-Psyche-Verbindung.*

Knaur Verlag, München 1992
Ein bemerkenswertes Buch über die Funktionsweisen der Körperarbeit, unabhängig von der jeweils praktizierten Form. Aus westlicher Perspektive erläutert Juhan die Bedeutung der Berührung und die Verbindung von körperlichen und geistigen Prozessen.

Fünf Wandlungsphasen / Elemente

Conelly, Dianne M.: *Traditionelle Akupunktur. Das Gesetz der Fünf Elemente.* Verlag Bruno Endrich, Heidelberg 1987
Eine sehr einfühlsam und poetisch geschriebene Einführung in die Lehre von den Fünf Elementen. Sowohl für interessierte Laien als auch für Schüler des Shiatsu und der Akupunktur im Anfangsstadium zu empfehlen.

Eckert, Achim: *Das heilende Tao. Gesund im Gleichgewicht der Fünf Elemente.* Bauer Verlag, Freiburg i. Br. 1989

Ein Buch, das die Fünf Elemente nicht nur theoretisch, sondern durch zahlreiche Übungen auch praktisch erfahrbar werden läßt.

Pollmann, Antonius: *Die Fünf Wandlungsphasen in fünf Streichen.* Haug Verlag, Heidelberg 1991

Fünf Episoden aus Wilhelm Buschs bekannter Bildergeschichte «Max und Moritz» dienen Pollmann als Beispiele für verschiedene Aspekte der Fünf Wandlungsphasen. Eine amüsante Lektüre, die die Idee der Fünf Wandlungsphasen erfrischend konkret werden läßt.

Rappenecker, Wilfried: *Fünf Elemente und Zwölf Meridiane.* Felicitas Hübner Verlag, Waldeck 1996

Dieses für Shiatsu, Akupunktur und Körperarbeit konzipierte Handbuch vermittelt sowohl klassisches chinesisches Wissen als auch langjährige Erfahrungen aus dem Bereich der Körperarbeit. Eher für Fortgeschrittene zu empfehlen.

Chinesische Medizin

Daiker, Ilona / Barbara Kirschbaum: *Die Heilkunst der Chinesen.* Rowohlt Verlag, Reinbek bei Hamburg 1997

Der praxisbezogene Überblick über alle Bereiche der chinesischen Medizin (Qigong, Akupunktur, Massage, Ernährung, Heilkräuter) sowie deren Geschichte für interessierte Laien; Tips für die Auswahl eines Praktikers, mit umfangreichem Serviceteil mit Adressen und Literaturhinweisen.

Schmidt, Wolfgang G. A.: *Die alte Heilkunst der Chinesen. Ihre Kultur und ihre Anwendung.* Herder Verlag, Freiburg i. Br. 1992

Eine auch für Laien lesbare Einführung in die Chinesische Medizin, die sich vor allem dadurch auszeichnet, daß sie auch die geistesgeschichtlichen Grundlagen und geschichtlichen Entwicklungen ausführlich beschreibt.

Williams, Tom: *Was das Qi zum Fließen bringt. Grundlagen und Methoden der Traditionellen Chinesischen Medizin.*

Aurum Verlag, Braunschweig 1996

Eine gut strukturierte Einführung in die Grundprinzipien der Traditionellen Chinesischen Medizin mit Fragen und Übungen, die den Leser zu einer aktiven Aneignung dieser Prinzipien motivieren sollen.

Zen-Buddhismus

Dürckheim, Graf, Karlfried: *Hara. Die Erdmitte des Menschen.*

O. W. Barth Verlag, Bern, München, Wien 1969 (14. Aufl.)

Ein Buch, das seit seinem Erscheinen in den 60er Jahren nicht an Aktualität verloren hat, wenngleich der Sprachstil heute etwas antiquiert erscheint. Unumgänglich für alle, die sich mit der Bedeutung des Hara für den Zen-Buddhismus und die fernöstliche Kultur beschäftigen wollen.

Schloegl, Irmgard: *Was ist Zen? Geschichte, Wesen und Praxis einer großen geistigen Tradition des Ostens.*

O. W. Barth Verlag, Bern, München, Wien 1995

Dieses Buch vermittelt einen guten Zugang zu den Grundgedanken des Zen-Buddhismus und informiert über Herkunft und Entwicklung dieser großen östlichen Weisheitslehre in einer klaren, verständlichen Sprache.

Shibayama, Zenkei: *Zu den Quellen des Zen*.

Heyne Verlag, München 1986

Der große Zen-Meister Shibayama kommentiert die berühmten Koans des Meisters Mumon aus dem 13. Jahrhundert, die seit Jahrhunderten in geheimer mündlicher Überlieferung jeweils vom Meister an den Schüler weitergegeben wurden und die dazu dienten, den Geist des Zen unmittelbar zu «zeigen». Ein Standardwerk der Zen-Literatur.

Wetering, Janwillem van de: *Der leere Spiegel. Erfahrungen in einem japanischen Zen-Kloster*.

Rowohlt Verlag, Reinbek bei Hamburg 1981

Wer sich auf eine vergnügliche Art mit dem Geist des Zen bekannt machen möchte, dem sei Janwillem van de Wetering, Weltenbummler, Zen-Buddhist und Krimiautor, ans Herz gelegt, der achtzehn Monate in einem japanischen Zen-Kloster verbrachte und diesen Aufenthalt auf humorvolle und doch tiefsinnige Weise schildert.

Abbildungsnachweis

S. 17: aus: Archiv DAO-Magazin, Hamburg

S. 60: aus: M. Porkert, Die chinesische Medizin.
Econ Taschenbuch Verlag, Düsseldorf 1992 (3), S. 147

S. 82: aus: Ch. Jarmey / G. Mojay: Das Shiatsu Handbuch.
O. W. Barth Verlag, Bern, München, Wien 1993, S. 235

S. 83: aus: Ch. Jarmey / G. Mojay, S. 231

S. 85: aus: Ch. Jarmey / G. Mojay, S. 229

Die Autorin

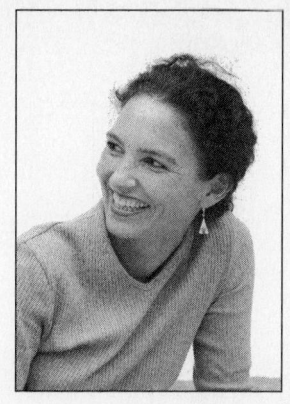

Ilona Daiker, geboren 1958, Germa-
nistin und Soziologin, zweijährige
Heilpraktiker-Ausbildung mit In-
tensivausbildung in klassischer
Massage, fünfjährige Ausbildung
am Europäischen Shiatsu-Institut,
je einjährige Akupunktur-Ausbil-
dung am Zentrum für Chinesische
Medizin in Berlin sowie an der
Academy of Chinese Acupuncture (Berlin, z. Zt. Birmingham /
England).

Nach den Richtlinien der «Gesellschaft für Shiatsu in
Deutschland» (GSO) anerkannte Shiatsu-Therapeutin.

Mitglied in der «Arbeitsgemeinschaft für Klassische Akupunktur und Traditionelle Chinesische Medizin e. V.»

Seit Mai 1993 niedergelassene Heilpraktikerin in Hamburg,
parallel freie Lektorin und Redakteurin.

Im Rowohlt Taschenbuchverlag ist von ihr bereits «Die
Heilkunst der Chinesen» (Nr. 60275) erschienen (gemeinsam mit
Barbara Kirschbaum).

Im Kolibri-Verlag veröffentlichte sie «Wissenswertes über
Shiatsu» (1997).

William B. Burleigh
Bring dich in Schwung! *Das ganz leichte Fitness-Programm*
(rororo sachbuch 19446)
Dieses Buch erzählt Ihnen alles, was Sie wissen müssen, um fit zu werden, sich besser zu fühlen und Ihr Gewicht zu vermindern. Folgen Sie einfach diesem leichten und amüsanten 16-Wochen-Programm mit der Garantie, sich danach besser zu fühlen als heute. Das Programm zeigt Ihnen, wie Sie in vier Monaten locker einen 5000-Meter-Lauf bewältigen können, ohne daß sie mehr als maximal zwei Stunden pro Woche investieren müssen. Das Buch lädt sie aber nicht nur zum Laufen ein, sondern darüber hinaus zu einer sanften Veränderung Ihrer Lebensweise. Auch wenig Bewegung tut gut, man muß nur den ersten Schritt tun, nehmen Sie also das Buch als Startschuß in ein bewegtes Leben.

Klaus Fritz / Isabel Gahlen / Götz Itschert
Gesunde Venen – Gesunde Beine
Aktiv gegen Krampfadern und Venenleiden
(rororo sachbuch 19713)
Besenreiser, Krampfadern, Venenentzündungen, Thrombosen – in Deutschland haben etwa 15 Millionen Menschen Probleme mit ihren Venen. Was Sie alles tun können, um Ihre Venen – und damit Ihre Beine – gesund zu erhalten, erläutert dieser umfassende Reader.

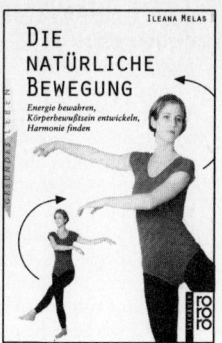

Ileana Melas
Die natürliche Bewegung
Energie bewahren, Körperbewußtsein entwickeln, Harmonie finden
(rororo sachbuch 19958)

Dietlinde Karkutli
Das Bauchtanz-Buch
Kulturgeschichtliches - Ein neues Körpergefühl - Übungen - Herstellung von Tanzkostümen und kulinarischen Spezialitäten für einen orientalischen Abend
(rororo sachbuch 17762)

Ein Gesamtverzeichnis aller lieferbaren Titel der Reihe *rororo gesundes leben* finden Sie in der *Rowohlt Revue*. Vierteljährlich neu. Kostenlos in Ihrer Buchhandlung.

Rowohlt im Internet:
http://www.rowohlt.de

3407/6b

Bruce Kumar Frantzis
Qi- Gong *Wege zu den Energiequellen des Körpers*
(rororo sport 9442)
Seit über 3000 Jahren nutzen die Chinesen diese sanften und genußvollen Qi- Gong-Übungen, um Krankheiten vorzubeugen und sie zu heilen, tiefe Entspannung zu spüren, Begleiterscheinungen des Alters zu mindern, die Sexualität zu intensivieren und die körperliche und geistige Leistungsfähigkeit zu aktivieren. Lernen Sie, in Ihren Körper hineinzufühlen, spüren und entdecken Sie die Energie, die durch Ihren Körper fließt und Ihnen Kraft und Vitalität gibt. Bruce Kumar Frantzis hatte das seltene Glück, von unterschiedlichen Großmeistern in die tiefsten Geheimnisse der inneren Kraft eingeweiht zu werden, die er in diesem Buch an uns weitergibt.

Ingo Jarosch
Die acht Brokate *Kraft und Entspannung aus dem Reich der Mitte*
(rororo sachbuch 9648)
Finden Sie Entspannung, tanken Sie Kraft und innere Ruhe: Die acht Brokate sind ein Gesundheitszyklus aus dem Tai Chi und beruhen auf der fernöstlichen ganzheitlichen Betrachtungsweise des Menschen. Diese eleganten Übungen sind schnell und leicht zu erlernen, und wenn Sie sich jeden Tag nur 10 Minuten Zeit nehmen, werden Sie Ihre innersten Energien wecken, und ein positives Lebensgefühl wird sich in kurzer Zeit einstellen.

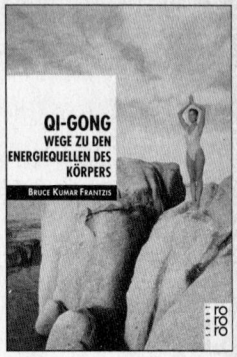

Yogi Deenbandhu (Detlef Uhle)
Yoga für alle *Übungen für jeden Tag*
(rororo sachbuch 9386)

Sue Luby
Hatha Yoga *Entspannen, auftanken, sich wohl fühlen*
(rororo sachbuch 8592)

Ingo Jarosch
Tai Chi *Neue Körpererfahrung und Entspannung*
(rororo sachbuch 8803)
Der Autor zeigt, wie man mit Tai Chi die Rückbesinnung auf sich selbst und die dabei erfahrene körperliche und geistige Entspannung mit seiner Methode rasch erlernen kann.

Tran Vu Chi
Heilen durch Bewegung *Schnelle Selbsthilfe durch WA DO bei Krankheiten und Beschwerden*
(rororo sachbuch 9615)
500 Bewegungen, die innerhalb kürzester Zeit Wohlbefinden hervorrufen und gezielt bei allen körperlichen und nervösen Beschwerden eingesetzt werden können – das ist WA DO.